産業保健と看護 2023年春季増刊

社員のヘルスリテラシーを高める

産業看護職の

支援力アップ術

対象の自己効力感を高める関わりとは？

この取り組みって本当に有効なの？

どうすれば健康に興味や関心を持ってもらえる？

ネットの情報に振り回されてしまってる？

『産業保健と看護』編集室 編

JN073700

メディカ出版

社員のヘルスリテラシーを高める

\産業看護職の/

支援力アップ術

産業保健と看護
2023年春季増刊

Contents

執筆者一覧 ……………………………………………… 4

PART 1 産業看護職と
ヘルスリテラシー

1 ヘルスリテラシーを高めるために 産業看護職は
何をすべきか 江口泰正 ……………………………… 6

2 ヘルスリテラシーを高めることで会社はどう
変わるか 荒木田美香子 ……………………………… 18

3 産業看護職の健康支援において最も大切な視点
大森美保 ………………………………………………28

PART 2 シーン別支援のポイント

1 初めて会う対象者への支援　加藤京子 ………… 44
2 対象者の自己効力感を高める支援：
　勇気づけ保健指導®の視点から　加倉井さおり … 54
3 オンラインでの保健指導・健康教育の進め方
　　徳永京子 ……………………………………… 66
4 生活習慣病に直結するリスク①飲酒：
　女性従業員への支援　畑中三千代 ……………… 76
5 生活習慣病に直結するリスク②喫煙：
　労働衛生機関による支援　飯尾素代 …………… 86

PART 3 認定看護師・療養指導士に教わる疾患別支援のポイント

1 脳卒中　根津美穂子 ……………………………… 102
2 心不全　中三川温子 ……………………………… 112
3 慢性呼吸器疾患　岩村俊彦 ……………………… 124
4 糖尿病　竹内麻衣 ………………………………… 134
5 腎不全・慢性腎臓病　薄井園 …………………… 144

索引 …………………………………………………… 158

執筆者一覧

PART 1 産業看護職とヘルスリテラシー

江口 泰正　産業医科大学 産業保健学部 人間情報科学 教育教授

荒木田 美香子　川崎市立看護大学 教授・学部長・副学長

大森 美保　産業医科大学 産業保健学部 看護学科 産業・地域看護学 助教

PART 2 シーン別支援のポイント

加藤 京子　公益財団法人東京都予防医学協会 健康増進部 次長

加倉井 さおり　株式会社ウェルネスライフサポート研究所 代表取締役／保健師

徳永 京子　一般社団法人日本開業保健師協会 会長
合同会社チームヒューマン 代表社員

畑中 三千代　日本たばこ産業株式会社 Country People & Culture 中日本地域駐在

飯尾 素代　社会福祉法人聖隷福祉事業団 保健事業部
聖隷健康診断センター 健診看護課 係長

PART 3 認定看護師・療養指導士に教わる 疾患別支援のポイント

根津 美穂子　伊那中央病院 患者支援センター
脳卒中リハビリテーション看護認定看護師

中三川 温子　かわぐち心臓呼吸器病院 看護部・外来 看護師
心不全療養指導士

岩村 俊彦　医療法人恒昭会藍野病院 看護管理室 看護師長
慢性呼吸器疾患看護認定看護師

竹内 麻衣　公益財団法人田附興風会医学研究所北野病院 看護管理室 看護師長
糖尿病看護認定看護師／日本糖尿病療養指導士

薄井 園　公立学校共済組合東海中央病院 外来治療センター 副看護師長
透析看護認定看護師

産業看護職と
ヘルス
リテラシー

1 ヘルスリテラシーを高めるために 産業看護職は何をすべきか

はじめに

　本書の中心的読者である産業看護職のみなさんであれば、すでに「ヘルスリテラシー」という言葉は普通に使っているのかもしれません。しかしながら筆者らが『ヘルスリテラシー：健康教育の新しいキーワード』という書籍[1]を出版した 2016 年頃に、関連分野の専門家以外でこの言葉を理解している人は周囲にほとんどいませんでした。それから約 6 年半という月日が経過しましたが、その間に世界はもとより国内でも一気にこの言葉の認知度が広がってきたように思います（それでもまだまだ一般的ではありませんが）。

　厚生労働省が 2015 年時点で 20 年後の保健医療のあり方を公表した「保健医療 2035 提言書」の中で[2]、「これまで、医療サービスの利用者は、健康医療に関わる基礎知識の不足や受け身的な関わり方により、医療への過剰な期待や反応を持つ傾向があった。こうした点を是正するため、（中略）ヘルスリテラシーを身につけるための支援をする」と、具体的なアクション内容が提示されました。

　また 2014 年から、経済産業省と東京証券取引所が共同で健康経営に取り組んでいる上場会社の中から優れた企業（健康経営銘柄）を選定・公表する取り組みを開始し、2016 年からは健康経営優良法人認定制度も推進されるようになりました。その認定要件として「ヘルスリテラシーの向上」が選択項目として含まれており[3]、医療の現場に限らず企業等においてもヘルスリテラシー向上に対する意識が高まってきています。

　このようにヘルスリテラシーは、ヘルスプロモーション領域における重

要なキーワードになっていると言えるでしょう。そこで本稿では、ヘルスリテラシーに関する要点とその向上のための支援法について紹介したいと思います。

ヘルスリテラシーとは

ここであらためて「ヘルスリテラシー」の意味について確認しておきましょう。「ヘルス」の意味については言うまでもないことと思います。少しわかりにくいのは、「リテラシー」の意味ですね。元来「リテラシー」とは、「識字能力：読み書きの基本的な能力」のことを指しています。また、「読み書き」は情報交換の重要な手段ですので、リテラシーは「情報交換の能力」とも解釈できます。1980年代頃には、世界において「ヘルスリテラシー」に関する研究がある程度なされていましたが、この頃は単に識字能力（リテラシー）と健康格差の問題に着目したものが中心でした。日本と違って識字能力が低い人が多く住む国においては、病院などで渡された文書が読めなかったり、受診の予約ができなかったりする人が少なくなかったからです。

その後、コンピューターや通信媒体の急速な普及・発展に伴って、情報量が飛躍的に増加していく中、健康を左右するリテラシーはより広い概念で捉える必要性が出てきました。そのような背景も経て、1998年にはWHOのヘルスプロモーション用語集において[4]、続いて2000年に米国における国民的な健康増進および疾病予防のためのプログラムであるヘルシーピープル2010[5]において、ヘルスリテラシーという言葉が紹介されてから、単に健康に関する読み書き能力だけを示す概念ではないことが広く理解されるようになってきたのです。

ヘルスリテラシーの定義

ヘルスリテラシーの定義は、「良好な健康状態の維持増進のために必要となる情報を入手し、理解し、活用する個人の意欲や能力」というNutbeam

（1998）の定義がよく知られています[4]。その後、上記の定義に「評価」が加わった「健康情報を入手し、理解し、評価し、活用するための知識、意欲、能力」という Sørensen ら（2012）が示した定義が広く使われるようになりました[6]。溢れる情報を批判的に「評価」することの重要性が問われるようになってきていましたので、当然と言えば当然の成り行きだったのかもしれません。

私の駆け出し時代

　筆者はもともと建築家になりたくて、私立大学の工学部に進学するつもりでした。しかし、高校卒業直前に父を亡くしてしまって方向転換を余儀なくされ、学費の安い近隣の国立大学に浪人を経て入学しました。ちなみに浪人時代には、博多港で日雇い人夫をしながら学費を貯めていたことがあり、早くに危険な職場で働く人々の健康について考える良い機会となりました。大学では教育学（小学校教員養成課程）を学んできました。そして大学院では健康教育学も学び、主として運動生理・動作解析に関する研究をしていました。現在のような健康教育・ヘルスプロモーションという領域に本格的に関わるようになったのは、大学院を修了した 1986 年に一人福岡を出て上京した頃からです。ある有名な大学教授の下、書生のような形でご自宅に出入りし、カバン持ちをしながら、学術的な内容に留まらずマネジメントや人脈づくりの術、社会的マナーなどを学んでいました。同時に、その教授が設立に関与した社団法人（前身含む）で、当時の自分が得意としていたコンピュータープログラミングを駆使した健康度評価システムを開発し、企業等の健康づくりに関わっていました。その頃にご一緒したビジネスパートナー（？）の中の一人に、当時富士電機に所属なさっていた河野啓子先生（産業看護分野の重鎮）がいらっしゃいました。問診票から健康度評価や健康づくりアドバイスを帳票にプリントアウトするシステムは当時非常に珍しく、複数の企業で採用・活用いただき、TV 局や新聞社等、多くのメディアにも取り上げてもらい、少々調子に乗り過ぎてしまっていた未熟な駆け出し時代です。

Nutbeam もその後、自身の定義を見直し、最新 2021 年発行のヘルスプロモーション用語集においては[7]、Sørensen らの定義を踏襲するような形で「自分や周囲の人々の良好な健康状態の維持増進のために必要となる情報やサービスにアクセスし、理解し、評価し、活用できるようにする知識や能力」（江口意訳）と示しています。一方、Nutbeam はヘルスプロモーションの成果として「ヘルスリテラシーの向上」を挙げています[8]。そのヘルスプロモーションの定義が「自らの健康とその決定要因をコントロールし、改善することができるようにしていく過程」（バンコク憲章）[9] となっていることから、筆者はヘルスリテラシーを「自らの健康とその決定要因をコントロールし、改善することができるようにしていく能力」（「過程」を「能力」に変更しただけ）という定義を提案しています[10]。

ヘルスリテラシーの要素・局面、評価

この次の項で、ヘルスリテラシーを高めるための支援法について解説しますが、支援の前提としてヘルスリテラシーの評価（測定）が重要となります。対象のヘルスリテラシーのレベルがどの程度なのかがわからないと、それを高める支援の必要性が見えてきませんし、支援の成果を振り返ることもできません。したがって、まずヘルスリテラシーの全体を捉えて評価することは重要です。さらに、要素や局面別に分けてそれぞれ評価できると、具体的な支援法も見えてきます。ヘルスリテラシーの要素分類にはさまざまありますが、本稿では代表的な 2 例のみ紹介します。

その 1 つとして、ヘルスリテラシーのプロセスを、健康情報の「入手」「理解」「評価」「活用」に分ける方法があります。この要素は、先述のSørensen らの定義に示されているもので[6]、その各プロセスに関する能力を評価するツールも存在しており[11,12]、日本語にも翻訳されていますので[13,14]、現場で利用してみると、その組織や集団の特色が理解できてよいかもしれません。この分類をもとに、聖路加国際大学の中山和弘教授が紹介している「ヘルスリテラシーのプロセス」の図があるのですが[15]、この図

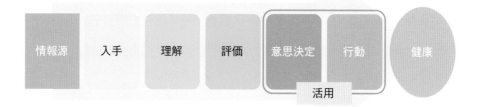

図1 ヘルスリテラシーの各局面（文献15を改変）

表1 Nutbeam によるリテラシーの分類

①機能的リテラシー	日常生活場面で有効に機能する読み書きの基本的な能力
②相互作用的リテラシー	さまざまな形のコミュニケーションによって情報を入手したり価値を引き出したりして、新しい情報を適用できる能力
③批判的リテラシー	情報を批判的に分析し、日常の事象や状況をより広範にコントロールするために活用できる能力

（文献8および15を参考に作成）

原著では①が「基本的・機能的リテラシー」、②が「伝達的・相互作用的リテラシー」となっている

の「プロセス」を「局面」と置き換えて表したものが **図1** です。健康情報を流せばすぐに健康になるわけではなく、このような局面を経ながら、またこれらを繰り返しながら、少しずつ健康に近づいていきます。

次に、ヘルスリテラシーを「機能的ヘルスリテラシー」「相互作用的ヘルスリテラシー」「批判的ヘルスリテラシー」という階層に分類したものもあります。この階層的なヘルスリテラシーを紹介している Nutbeam は、それぞれについて健康の社会的決定要因も考慮した高度な解説をしていますが、一般の人々には少々理解しにくい面もあるため、ここでは、まず健康に限らないリテラシーの部分だけを抽出して **表1** に示します。

このそれぞれのリテラシーのヘルス（健康）版と捉えると理解しやすいと思います。この分類を使用したヘルスリテラシーの評価ツール（HLS-14）[16] もあり、かつ日本語版も紹介されていますので[14]、現場で活用してみるとよいでしょう。

一方、日本では本来の意味での「リテラシー（識字能力）」が他国と比較すると高く、文字の読めない国民は比較的少ないことから、「機能的ヘルスリテラシー」を除く「伝達的（相互作用的）ヘルスリテラシー」と「批判的ヘルスリテラシー」のみをヘルスリテラシーと捉えて大枠を評価できる「CCHL（Communicative and Critical Health Literacy）[17]：伝達的・批判的ヘルスリテラシー尺度」という質問票もあります[14]。これは、わずか5問で回答してもらうことができ、しかもこれからの社会で非常に重要となると思われる、批判的ヘルスリテラシーについても評価できることから、多くの職場で使われているようです。

ヘルスリテラシーを高めるための支援法（健康教育）

では、ヘルスリテラシーを高めるためにはどのような支援をしていけばよいのでしょうか？　ヘルスリテラシーの向上は、「ヘルスプロモーション活動」や「健康教育」の重要な目標の一つです。健康教育の方略に関連する健康行動理論には、健康信念モデルや社会的認知理論、行動変容ステージモデルなど、いろいろとありますが、その詳細説明は別の機会に委ねることとします。ここではヘルスリテラシーの要素について、健康情報の「入手」「理解」「評価」「活用」という局面に分けた支援法を簡単に説明していきます。

対象に応じた支援

前項で述べたように、ヘルスリテラシーを高めていくためには、その前提としてヘルスリテラシーの全体評価とともに具体的な要素別の評価が大切で、そのそれぞれのレベルに合わせた支援が求められます。みなさんの周囲にも、例えば情報の「入手」に長けた人とそうではない人、また「理解」が早い人とそうではない人、「評価」が的確な人とそうではない人、「活用」が上手な人とそうではない人、それぞれいらっしゃるのではないでしょうか。このような対象に向かって一律に同じ支援法で対応していっても、効果は

一部にとどまってしまう可能性があります。そこで、それぞれの局面別に対応法を変えて支援していけると効率が上がりそうです。それぞれ得意ではない人に対して、「どうやったら知りたい情報を入手できるか」「どうやったら理解しやすくかみ砕けるか」「どうやったら正しい情報かどうか評価できるか」「どうやったら進むべき方向性を決定（選択）できるか、もしくは行動に結びつけやすいか」などについての選択肢を少しでも多く持っておいて支援していくことが大切です。状況によっては、その答えをすぐに出すのではなく、なるべく本人に見出してもらうようにしていくとよいでしょう。その方法については後で触れます。

情報を評価することができるようになるには

　近年、ICT の進化・発展によって、情報の入手は、検索サイトで簡単にできるようになってきています。また最近では、質問を入力するだけでかなり具体的で自然な会話レベルの回答をしてくれる高度な AI チャットボットのようなサイトやツールも出始めていますので、情報の「入手」自体に高度な能力は必要でなくなりつつあります。また、このようなツールをうまく使いこなせれば、「理解」に関しても容易になってくるでしょう。しかし、出てきた回答が本当に正しく、相応しいものなのかについては、まだ疑わしさを拭いきれない段階のように思われます。そうなると、情報の信頼性や正確性を判断する能力が高くないと、デマや誤情報に振り回される結果となりかねません。したがって、情報を批判的に「評価」する能力が非常に重要で欠かせないものとなってくるでしょう。

　そのような能力（リテラシーやコンピテンス）を高めるための支援は、どのように進めていくとよいのでしょうか。答えは決して単純なものではなく、それぞれの現場で、その時々の状況や環境などを総合的に勘案しながら考えていくしかありません。ただ、まずわれわれが心がけるべきこととして、数値や情報を評価するときに役立つ、疫学に関する知識があります。初歩的な内容としては、図表の見方でしょう。同じデータを基にしていても、図の表現の仕方では、全く違うものに見えてしまうこともあります

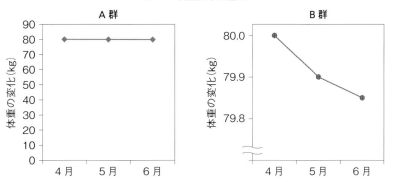

どちらの減量法を選ぶ？

A群

B群

A群もB群も同じデータを元にしている。しかし、表現の仕方で全く違った印象を受けてしまう

図2 **批判的リテラシー向上への支援例**（文献18より転載）

（**図2**）[18]。筆者は一般の人々にヘルスリテラシーに関する話をするときには、このような図を使って、「どちらの減量法がよさそうですか？」「図を見たら、まずどの部分を確認すべきでしょうか？」などと質問します。縦軸の単位が違うことや、下部の波線で軸が中飛びしていることを指摘できれば正解です[18]。縦軸の単位の確認を怠ることは、学力の高い人々でも意外に少なくありません。

　このような図表の正しい見方や、統計結果が意味するもの、因果関係の推論などについては、みなさん自身もなるべく積極的に学会発表や論文投稿をしたりする機会を設けて、学んでいくことは大切ですし、その知識と経験とを基にした対象者への支援法を考えていくことは有意義です。しかし、あまりに難しい内容だと、そこから前には進まなくなってしまうため、わかりやすいことや楽しいことも求められます。そこで、クイズのような形式にしたり、間違い探しや仲間探し（健康版があるとよい）といったものから、頭の体操のような感じで始めたりするとよいかもしれません。それぞれの職場によって風土や雰囲気は異なりますので、その職場の状況に応じた対策を「支援者」自体も対象者とともに考えていくとよいでしょう。

アクティブ・ラーニングのすすめ

　これらを意図した支援法としては、スクール形式での講義の聴講のみで

はなく、ワークショップ形式を多く取り入れることはお勧めです。いわゆるアクティブ・ラーニングの考え方ですね。受け身にならず、主体的に楽しく取り組んでもらうことができれば、知的探求心を引き起こして、自発的な取り組みを後押しできるかもしれません。いつも答えを知らせる（情報を一方的に流す）だけの支援では、必要となる膨大な情報を常に流し続けなくてはならず、そのための労力と時間、費用がいくらあっても足りなくなってしまいます。結果的に、支援者側の過労やバーンアウトにもなりかねません。大切なのは答えを教える（内容知）だけではなく、答えの見

私の情報収集術 ⓘ

　東京での書生時代に身に付けることができた財産の一つが、人脈づくりだと思っています。当時は前にしゃしゃり出ていくことはできませんでしたが、東京から故郷の福岡に戻り、中規模の民間病院で健康増進部門の責任者になってから、その財産が少しずつ花開くことになりました。本職以外で地域づくりや生涯学習に関わるようになり、行政の方々も含めてさまざまな人脈が広がって、市民大学や国際的な友好協会の立ち上げにも関わることができました。その後、約15年間にわたってその市民大学の学長や友好協会の理事・副会長としてもプライベートに活動していました。そのような下地があるため、年を経て産業医科大学の助教として人生の再スタートを切った後、学会活動などにおいて人脈づくりの術が情報収集に大変な貢献をしてくれました。現在、所属している学会や研究会は15以上に及びます。その学会で出会った方々との交流が自分の情報収集の大きな機会や生きるエネルギー源となっています。さまざまな背景を持つ方々との情報交換は、視野を大きく広げてくれ、また新たな研究や書籍執筆の機会にも影響を与えてくれています。ただ、COVID-19の感染拡大によってその機会が激減し、情報収集が大きく後退してしまった感は否めません。ICTを利用したリモートでの情報交換も広がってはいますが、オンラインではなかなか根掘り葉掘りの裏話や一見無駄に思える雑談の中からの偶発的なお宝情報の発見などがうまくできません。早く普通に交流会ができる日々を待ち望んでいる次第です。

つけ方を教えることです（方法知）。また、実際に課題解決までの流れを経験してみること（経験知）も重要となります[19,20]。その結果、既知の情報だけではなく未知の情報に対しても論理的に対処する「知恵」が身につき、拡散するデマや誤情報、そして偏見や差別といった課題を自発的、自主的に見極める能力が高まってくることでしょう。

　もちろん、最初から誰もが自分で見つけ出せるわけではありません。ある程度の資源や道具を持ち合わせていないと応用は利きません。したがって、始めはスクール形式などで情報を伝える形、知識を増やしたり記憶したりすることから始めることは全く問題ありませんし、重要です。ただ、そこで終わらないということです。加えて、単調だったり受け身的過ぎたりすると長続きしないため、繰り返しになりますが、楽しさや高揚感を盛り込みながら進めることが求められます。楽しさや高揚感の詳細については、また別の機会があれば、そこで紹介したいと思います。

おわりに

　本稿のテーマである「ヘルスリテラシーを高めるために産業看護職は何をすべきか」という問いに対しては、その方略の一つとして、漠然とした全体像を具体的な局面・要素別に分けることでターゲットを絞り、それぞれのターゲット別の対処法を考え、アクティブ・ラーニングを取り入れ、楽しみながら課題解決を試みることが大切である、ということを述べてきました。加えて「何をすべきか」ということを考えること自体も楽しんでもらえたらよいように思います。みなさんの前向きな挑戦を陰ながら応援しております。

【引用・参考文献】
1) 福田洋, 江口泰正編. ヘルスリテラシー：健康教育の新しいキーワード. 東京, 大修館書店, 2016.
2) 「保健医療2035」策定懇談会. 保健医療2035 提言書. 2015.
　https://www.mhlw.go.jp/seisakunitsuite/bunya/hokabunya/shakaihoshou/hokeniryou2035/assets/file/healthcare2035_proposal_150609.pdf（2023/2/14 最終アクセス）
3) 経済産業省ヘルスケア産業課. 健康経営の推進について. 2022.

https://www.meti.go.jp/policy/mono_info_service/healthcare/downloadfiles/kenkokeiei_gaiyo.pdf（2023/2/14 最終アクセス）

4） Nutbeam, D. Health promotion glossary. Health Promotion International. 13（4）, 1998, 349-64.

5） U.S. Department of Health and Human Services. Healthy People 2010. Washington, D.C., U.S. Government Printing Office, 2000.

6） Sørensen, K. et al. Health literacy and public health: a systematic review and integration of definitions and models. BMC Public Health, 12, 2012, 80.

7） Nutbeam, D. et al. Health promotion glossary 2021. Health Promotion International. 36（6）, 2021, 1578-98.

8） Nutbeam, D. Health literacy as a public health goal: a challenge for contemporary health education and communication strategies into the 21st century. Health Promotion International. 15（3）, 2000, 259-67.

9） World Health Oranization. Milestones in Health Promotion: Statements from Global Conferences. WHO, 2009.
https://www.who.int/publications/i/item/WHO-NMH-CHP-09.01（2023/1/29 最終アクセス）

10） 江口泰正ほか編. 産業保健スタッフ必携 職場における身体活動・運動指導の進め方. 東京, 大修館書店, 2018, 1-11.

11） Sørensen, K. et al. Measuring health literacy in populations: illuminating the design and development process of the European Health Literacy Survey Questionnaire（HLS-EU-Q）. BMC Public Health. 13, 2013, 948.

12） Nakayama, K. et al. Comprehensive health literacy in Japan is lower than in Europe: a validated Japanese-language assessment of health literacy. BMC Public Health. 15, 2015, 505.

13） 中山和弘. "ヘルスリテラシーを測る方法". 健康を決める力.
https://www.healthliteracy.jp/kenkou/post_32.html（2023/2/14 最終アクセス）

14） 石川ひろの. "ヘルスリテラシーの評価法". 前掲書 1. 52-3.

15） 中山和弘. "ヘルスリテラシーとは". 前掲書 1. 1-22.

16） Suka, M. et al. The 14-item health literacy scale for Japanese adults（HLS-14）. Environmental Health and Preventive Medicine. 18（5）, 2013, 407-15.

17） Ishikawa, H. et al. Developing a measure of communicative and critical health literacy: a pilot study of Japanese office workers. Health Promotion International. 23（3）, 2008, 269-74.

18） 江口泰正. "ナッジ×ヘルスリテラシーという考え方". ナッジ×ヘルスリテラシー：ヘルスプロモーションの新たな潮流. 東京, 大修館書店, 2022, 47-57.

19） 古藤泰弘. 教育方法学の実践研究. 東京, 教育出版, 2013, 127-33.

20） 江口泰正. "ヘルスリテラシーと健康教育". 前掲書 1. 57-69.

（江口泰正）

Memo

Health
Literacy

2

ヘルスリテラシーを
高めることで
会社はどう変わるか

健康無関心層という存在

　現在、厚生労働省では「健康日本21」の第三次計画の骨子[1]が検討されているところです。その中に、新たな取り組みとして、「健康な食環境や身体活動・運動を促す環境をはじめとする自然に健康になれる環境づくりの取組を実施し、健康無関心層を含む幅広い世代を対象とした予防・健康づくりを推進する」という記載があります。しかし、「自然と健康になれる環境づくり」は特に新たなことではなく、『WHO の標準疫学 第2版』（原著2006年）[2]にもゼロ次予防（primordial prevention）の推進方法として記載されていることです。

　第二次の「健康日本21」の活動において達成できたこととして、脳血管疾患・虚血性心疾患の年齢調整死亡率の減少（10万人当たり）や、血糖コントロール指標におけるコントロール不良者の割合の減少があります。その一方で、悪化している項目としては、メタボリックシンドロームの該当者および予備群の減少、生活習慣病のリスクを高める量を飲酒している者、睡眠による休養を十分とれていない者の割合の減少などの項目があります。いずれも、人口の高齢化、新型コロナウイルス感染症、社会の IT 化の影響が関係しており、目標を達成できなかったことは致し方ないことでもあります。

　今後、達成できなかった課題にチャレンジしていくには、まさに健康無関心層にアプローチする必要があり、そのためにはゼロ次予防の推進が必須の状況であると考えます。今話題のナッジは、「健康を意図していなかったけれど、自然と健康増進に関する行動を起こしていた」という状況を生

み出すことができ、万能薬ではないものの、健康無関心層に働きかけるゼロ次予防・環境づくりの一つのアプローチであると言えます。

　健康無関心層（おそらくは低いヘルスリテラシー層との重なりがある層）がどのくらいいるのかということは、2019年の「国民健康・栄養調査」から推測することができます[3]。働き盛りの年代の動向を見てみると、40〜49歳代の男性では「運動習慣で改善することに関心がない」と「関心はあるが改善するつもりがない」とを合わせて38.5％、女性では35.7％です。食習慣の改善意思については、同様に40〜49歳代の男性では42.9％、女性では34.9％です。年代によって違いはありますが、30〜40％の人が健康無関心層に当たる人々です。これらの人々が保健行動をとるように、保健行動理論などを活用してその気にさせる、あるいはナッジなどを活用して、その気にならなくても行動がとれるような工夫をすることが、超高齢化社会へとまい進する日本社会に求められていることであり、第三次の健康日本21の取り組みの柱として取り入れられている理由だと思われます。40歳代で30〜40％の方々が健康無関心層に類すると考えると、企業においても健康無関心層はそれなりの割合でいることが予想されます。

　一般的に考えて、健康に関する情報を読む力があり（機能的［functional］ヘルスリテラシー）、健康情報にアクセスする方法を知っていて入手したり健康教室に参加したり（相互作用的［interactive］ヘルスリテラシー）、さらに健康情報が正しいかどうかを判断できる（批判的［critical］ヘルスリテラシー）力がある人、つまりヘルスリテラシーの高い人は、より健康情報に敏感となり、自律的に健康を維持していくことができるでしょう。しかし、健康無関心層やヘルスリテラシーが低い人にとっては、保健専門職が得意とする健康教育や情報提供というポピュレーションアプローチのみを実践していくと、健康格差が広がってしまうというジレンマが生じることになります。その意味で、集団・企業などを対象に健康増進を考える場合、健康無関心層を相互作用的ヘルスリテラシーを持つレベルに変えていくことが必要です。

ヘルスリテラシーを高めることで会社はどう変わるか

　著者のいくつかの健康行動理論に関する知識や研究などを元に、「ヘルスリテラシーを高めることで会社はどう変わるか」ということをモデル的に考えたものを **図1** に示しました。「1 ヘルスリテラシー」から「F 生産性の向上」まで延々とつながっており、「風が吹くと桶屋がもうかる」といった関係性のように見えますが、この後、理論や具体例を紹介しながら説明をしていきます。

　この図の結論は、ヘルスリテラシーを高めることは、「8 個人の病気などによる欠勤や健康関連プレゼンティーズムの減少」につながるということです。ここから「F 生産性の向上」に至ることは目標ですが、現時点ではエビデンスが不足していると考えて破線としています。欠勤やプレゼンテ

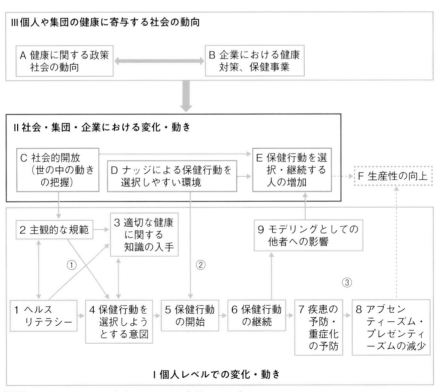

図1 ▶ ヘルスリテラシーを高めることで会社はどう変わるか

ィーズムを予防することは、生産性の維持にはつながりますが、必ずしも生産性の向上につながるわけではないからです。生産性の向上には、人の労働への動機づけや、近年のIT化などの、また異なる要因が関係しています。

個人レベルでの変化と動き

まず、個人レベルでの変化と動き（Ⅰ）から考えてみましょう。図中①の周辺にある、「2 主観的な規範」（個人の価値観やその人が考えている常識）と「3 適切な健康に関する知識の入手」は、1のヘルスリテラシーの高さと関係しています。また、これらの要素は、「4 保健行動を選択しようとする意図」と関係しているということを表しています。①の根拠となるのは、健康行動理論の計画的行動理論（**図2**）です[4]。計画的行動理論は、運動や性感染症の予防行動など、多くの保健行動に関する研究において当てはまりがよい結果が得られています。行動は意図によって影響を受け、意図は態度・主観的規範・知覚された行動のコントロール感（自分にもできそうだという効力感と同義と考えてよい）の3つの要因によって決定されるという構造になっています。

保健行動の意図が起こり、つまり何かを期待して、行動しようとやる気になり、特定の保健行動が選択されて行動化することもありますが、**図1**

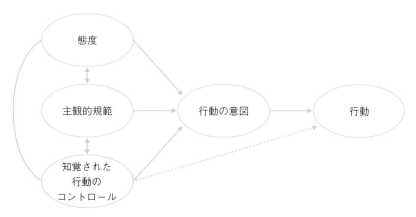

図2 計画的行動理論（文献4を参考に作成）

の②の線は、Dのナッジを活用することにより保健行動が起きることがあることを示しています。保健行動の成果を確認することにより、保健行動が継続されることは、トランスセオリティカル理論（以下、TTM）（図3）の中でも、プロセスモデルにより説明されています[5]。集団の中で誰かが保健行動を行うこと、例えば減量したり、禁煙したりすることは他者のモデルとなり、また集団の保健行動に影響していきます。このモデリングというのは、社会的学習理論（図4）の中で述べられていることでもあります[6]。特定保健指導制度が始まり、自治体の首長が減量してそれをウエブサイトなどで公表するといったことは、まさにこのモデリング効果を狙ったものでした。

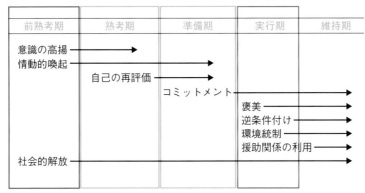

図3 トランスセオリティカルモデル（文献5を参考に作成）

社会的学習理論

人は他者を観察し、模倣することによっても新しい行動を獲得できる

自己効力感とは

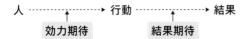

・効力期待＝自己効力感＝その行動ができるかどうかという信念

自己効力感の先行要因（生み出す要因）

・制御体験：強い努力により打ち勝った体験
・代理体験（モデリング）：自分と同じような人々が努力により成功するのを見ること
・社会的説得：ある行動を習得する能力があると言われ続けること
・情緒的覚醒：リラックスした、爽快感など

図4 社会的学習理論（文献6を参考に作成）

維持された保健行動や健康的な生活習慣が健康寿命やメタボリックシンドロームなどの生活習慣などと関係する、また医療費と関係することは言うまでもないことです。また、健康な人は生活習慣病などの疾患がある人に比べて欠勤が少ないということはもちろん、健康関連プレゼンティーズム（会社には出勤しているが体調不良により個人の労働生産性が低下すること）の減少が生じること（図1の8）も理解できます。

社会・集団・企業における変化と動き

次に、Ⅱの社会・集団・企業における変化・動きについて説明します。Cの社会的開放は、TTMの中で「前熟考期からステージを進行させるための

私の駆け出し時代

私は聖路加看護大学（現・聖路加国際大学）を卒業後、卒業生の多くが聖路加病院に就職する中、一人、東京都管工業健康保険組合という総合健康保険組合に保健師として就職しました。この健保は健康管理センターを持ち、常勤の医師3名、約20名の看護師、保健師が勤務していました。私は保健師グループのメンバーとして、健診車に乗って事業所健診に赴き、健診からの経過観察者への保健指導、受診勧奨のための事業所訪問、電話による健康相談などを担当していました。

業務での失敗例は山のようにあるのですが、自分の未熟さを今さらながら思い出すのが、「自分本位の健康相談」「その場しのぎの保健指導」です。食事のカロリー計算や、医学的知識に関する情報を調べるのが好きで、持っていた情報量としては多いほうだったと思います。しかしながら、例えば電話相談のとき、相手の相談内容に対し、そうした知識について長々と話してしまったり、高血圧の内服を自己中断された方に対し、その理由を把握する前に、服薬の必要性を語ったりしたことを思い出します。その方は副作用を感じたため中断していたことが後からわかったのですが、なんともお粗末な保健指導でした。その反省が、その後の上智大学カウンセリング研究所での学びにつながっていきます。

働きかけ」と記載されています。社会が健康的な行動を支持していることを個人が認識することです。放送やポスター、コマーシャルである保健行動を推奨したり、反対に制度などで行動を規制するという社会環境の変化により、自分の生活習慣などを見直すことになるという考えですが、著者の図では、社会的開放は個人の主観的な規範に影響し、保健行動の意図につながると考えています。そして、Cはまたナッジとともに、Eの保健行動を選択・継続する人の増加につながっていきます。

個人や集団の健康に寄与する社会の動向

　最後に、Ⅲの個人や集団の健康に寄与する社会の動向について説明します。ヘルスプロモーションの根幹となる理論として、「プレシード・プロシードモデル」（ **図5** ）があります[7]。このモデルは、第一段階の社会診断から始まって、第4段階には健康プログラムおよび政策の開発という段階があり、政策として健康を推進していくことがモデルの中に位置づけられています。また、ヘルスプロモーションの活動領域は、保健政策の制定、支援環境の整備、地域活動の強化、情報スキルと教育スキルを介した個人スキルの開発、疾病の予防と健康づくりのための医療の再設定とあり、保健政策が重要な位置を占めています。例えば、「砂糖税・コーラ税」という

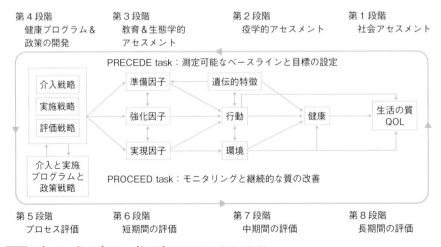

図5 **プレシード・プロシードモデル**（文献7を参考に作成）

ものがフランス、イギリス、アメリカなどで導入されています。WHO も特に砂糖入り飲料の小売価格を 20％以上引き上げるように適切に設計された課税は消費を減少させると結論し、これらの税制度を推奨しています[8]。

ヘルスリテラシーに期待できる「学習の転移」

さて、図の全体像を説明したところで、また最初のヘルスリテラシーに戻ります。教育学においては、「学習の転移」という言葉がよく使われます。これは、過去に学んだ知識や習得した技術、経験などの学習が、その後の新たな学習に影響を与える現象を意味しています。つまり、例えば、自らの肥満という健康課題に関する学習で習得した知識や方法や経験は、新たに生じた問題、例えば高血圧のコントロールをしなければいけないという

私の情報収集術 ⓘ

英語は苦手なのですが、それにも関わらず、アメリカ在住のネイティブの先生とのスカイプでの英会話を、かれこれ 10 年ぐらい続けています。もう、認知症予防の意味合いで続けているようなものなのですが、先生が提示される教材は、私が研究している内容からネット記事や研究を探してきてくれるものなので、海外の情報を週に 1～2 回の英語の勉強から入手しています。

また、看護系学会協議会の理事として、看護ケアのガイドラインを 4 年間担当しています。診療などのガイドラインが研究文献の集積であるメタアナリシスの知見を元に作成されることを学び、これまで以上に先行研究をよく探すようになったと思います。日本語の論文では、J-Stage という検索サイトは無料で公開されていますし、全部ではないですが、かなり多くの論文が無料でダウンロードできます。また、海外論文についても、PubMed は無料で見られますし、Google の日本語翻訳機能を使うと、英語の抄録も一発で日本語になり、一気に効率がよくなりました。この 2 つのサイトは最新の知見を無料で調べられる、おすすめサイトです。

状況に対しても「学習の転移」が起き、学習が短時間、効果的になることが考えられるのです。これがヘルスリテラシーを高めることの強みです。ナッジや制度による規制や環境は、地域が変わると必ずしも存在するとは限りませんが、ヘルスリテラシーは個人が獲得した能力ですから、環境の変化があっても、一定程度は保健行動が保持されることが予測できます。

おわりに

　人が保健行動を選択し、維持していくためには多くのプロセスがあり、さまざまな要因が重なっています。また、社会の変化に応じて保健行動自体も変化していきます。そのような中で、ヘルスリテラシーが高いということは、環境が変化してもある程度自己の健康を自律的に維持していく基本・根本ができているということになります。そして、ヘルスリテラシーが低い人であっても、その人の特性に応じた方法でヘルスリテラシーを高める関わりをしていくことが、健康経営の重要な要素になります。

【引用・参考文献】
1) 厚生労働省. 健康日本21（第三次）推進のための説明資料（案）. 2023, 10.
　https://www.mhlw.go.jp/content/10904750/001049796.pdf （2023/2/10 アクセス）
2) 木原雅子ほか監訳. WHO の標準疫学. 第2版. 東京, 三煌社, 2008.
　https://apps.who.int/iris/bitstream/handle/10665/43541/9241547073_jpn.pdf （2023/2/10 アクセス）
3) 厚生労働省. 令和元年国民健康・栄養調査結果の概要.
　https://www.mhlw.go.jp/content/10900000/000687163.pdf （2023/2/10 アクセス）
4) Ajzen, I. et al. Application of the theory of planned behavior to leisure choice. Journal of Leisure Research. 24 (3), 1992, 207-24.
5) ジェイムス・オー・プロチャスカほか. チェンジング・フォー・グッド：ステージ変容理論で上手に行動を変える. 中村正和監訳. 東京, 法研, 2005.
6) アルバート・バンデューラ編. 激動社会の中の自己効力. 本明寛ほか監訳. 東京, 金子書房, 1997.
7) Green, LW. et al. The PRECEDE-PROCEED Model 2022 Edition. Health Program Planning, Implementation, and Evaluation: Creating Behavioral, Environmental, and Policy Change. Johns Hopkins University Press, 2022.
　https://www.lgreen.net/precede-proceed-2022-edition
8) WHO. Fiscal policies for diet and the prevention of noncommunicable diseases. 2016.
　https://www.who.int/publications/i/item/9789241511247 （2023/2/10 アクセス）
9) 村山洋史ほか編著. ナッジ×ヘルスリテラシー：ヘルスプロモーションの新たな潮流. 東京, 大修館書店, 2022.

（荒木田美香子）

Memo

Health
Literacy

3

産業看護職の
健康支援において
最も大切な視点

健康支援において大切な視点

　急速に進行するICT化による作業の仕方の変化、働き方改革の推進、さらには新型コロナウイルス感染症の蔓延などが影響し、従業員を取り巻く労働環境や働き方は急速に変化していますので、健康問題もより複雑化・多様化しています。これらの健康問題に対応するためには、従業員自らが健康行動を起こす力を身につけるような支援が必要です。

1) 木を見て森も見る!?　個から集団へと視野を広げる

　産業保健専門職は、生活習慣病の従業員への個別保健指導、メンタルヘルス不調者への健康相談対応など、従業員一人ひとりの健康問題に日々真摯に向き合っています。一方で「メンタルヘルス不調者の相談が急に増えて、対応で手いっぱい」「保健指導の対象者が一向に減らない」などの個別の対応に苦慮されている実態もよく伺います。このような場合は、「木を見て森も見る」ように、個から集団に視点を広げることで、解決のヒントが得られるかもしれません。

　例えば、メンタルヘルス不調の背景には「リモートワークによるコミュニケーション不足」「高圧的な上司の存在」「業務の拡大による長時間勤務」など、さまざまな要因が潜んでいることが考えられます。そして、これらの要因は、一従業員にとどまらない、職場に共通していることが予測されます。「他の従業員にも同じような健康問題が起こっていないだろうか」と視野を広げて、集団に起こっている健康問題を俯瞰的に把握することが大切です。

このように、個人との関わりで把握した健康問題が、特定の個人だけでなく複数人に発生した場合は、①仕事や生活に関するさまざまな背景要因を集積し、②健康診断やストレスチェックのデータから得られた集団の特性を紐づけて総合的に分析することにより、③集団の健康課題が抽出されます。④この健康課題に基づいた産業保健計画は、目的／目標が定まり、産業保健専門職・従業員・事業者が同じ方向を見て計画の遂行ができますので、実行の可能性が高まります（ 図1 ）[1]。

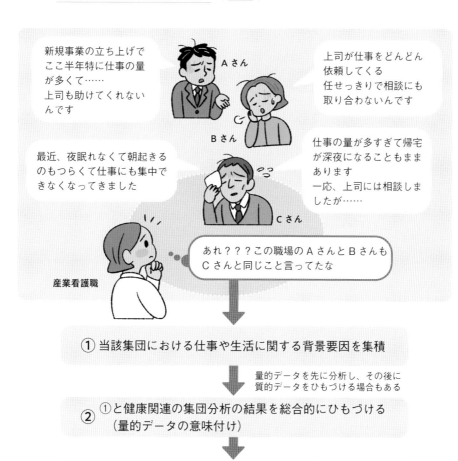

① 当該集団における仕事や生活に関する背景要因を集積

量的データを先に分析し、その後に質的データをひもづける場合もある

② ①と健康関連の集団分析の結果を総合的にひもづける（量的データの意味付け）

③ 集団における健康課題の抽出

④ 目的・目標が定まった産業保健計画の立案

図1 視点を個から集団に広げる

健康課題に基づいた産業保健計画は、企業や職場の実態に立脚していますので、「やらされ感」よりも「自分たちの健康づくりなんだ」という意識が芽生え、自主的な健康行動につながるでしょう。したがって、長年続けてきた活動を踏襲したり、やみくもに計画したりすることは、望ましいとはいえません[2]。

公衆衛生看護学は、地区診断という手法を用いて地域の健康課題を抽出し、地域の実態に基づいた、より効果的な活動を行っています。産業保健領域においても、産業看護アセスメントツール[3]や、職場診断モデル[4]が開発されています。

2）集団から個へ視野を絞る

従業員の多くは、生活の大半を仕事の場で過ごしますので、従業員個人の健康は、業務内容、職場環境、企業や職場の風土や文化、経営状況、人間関係などの仕事の営みから大きく影響を受けます。したがって、職場の特性や、職場の健康課題を把握することは、その集団に属する個人の対象理解にもつながりますので、保健指導や健康相談などの個を対象とした活動を効果的に実施することができます[1]。例えば、メンタルヘルス不調の従業員から相談を受けた場合は、相談者個人の健康問題の背景を把握するために、その集団の仕事の量やコントロールはどうか、上司や同僚からの支援は得られているかなど、ストレスチェックの集団分析の結果を確認して相談者の所属する集団の特性を把握し、個人の支援へとつなげておられると思います。

3）鳥の目と虫の目を相互に繰り返そう！

前述のように、個人を掘り下げて「虫の目」の視点を持って見ることと、集団・組織の健康課題を空から眺める「鳥の目」のように俯瞰的に見ること、これを相互に繰り返すことで、両者への洞察が深まり、根拠に基づいた効果的な産業保健活動が期待できます（図2）[1]。

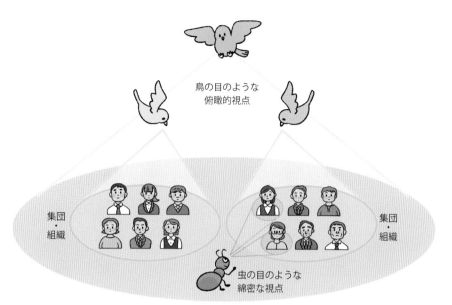

■**図2 鳥の目と虫の目の視点**（文献1を参考に作成）

4）産業保健分野における個から集団への流れ

この「個から集団へ」という考えは、2020年に改正されたTHP指針（事業場における労働者の健康保持増進のための指針）のポイントの一つとして「従来の働く人個人から集団への健康保持増進措置の視点を強化すること」と示されています[5]。これまでのTHPは、個々の健康状態の改善を目指す「ハイリスクアプローチ」でしたが、さらに成果を上げるために、従業員を集団として捉えた企業全体の健康の保持増進を図る「ポピュレーションアプローチ」の視点も新たに加わっています[6]。

ヘルスリテラシーを高めるために健康診断の結果を活用しよう！

健康診断は、従業員が自分の健康と、その背景要因である働き方や生活習慣を振り返ることができますので、健康診断の結果を活用することはたいへん有効です[7]。労働安全衛生法においても、従業員が健康診断の結果や

保健指導を利用して健康の保持に努めることが自己保健義務としてうたわれています。

　一方で、健康診断結果票にはさまざまな検査項目や数値、専門用語などがたくさん記載されていますので、従業員がそれを見て自身の生活習慣病のリスクなどの健康状態を理解することは、ハードルが高いと感じています。これらの数値などの情報を自身の健康行動に活用することは、さらに難しいことではないかと思います。このように、健康情報にアクセスし、理解して、活用する個人の能力をヘルスリテラシーと呼んでいます[8]。

　実際に、健康診断の結果について、目の行きやすい「A」や「B」などの判定結果にとらわれて、「良かった」「悪かった」という理解にとどまっている方は少なくありません。また、LDL コレステロールを「悪玉の腸内細菌」と理解しており、LDL コレステロールを下げようとして腸内環境改善に一生懸命取り組んでいた方も一人ではありませんでした。このような事態に陥らないためにも、従業員が自ら健康診断の結果を正しく理解して、自主的に健康行動に向かう力、すなわちヘルスリテラシーを高めるための戦略的な支援を行うことが肝要です。

ストレスチェックだけではもったいない！ 健康診断結果にも集団分析を

　産業看護職は、従業員一人ひとりの健康診断結果に基づき、仕事の営みや生活の実態、治療状況なども加味したきめ細やかな保健指導を実施しています。そのこととは対照的に、健康リスクが低い集団に対しては、健康リスクを全体的に低減させる、ポピュレーションアプローチが有効です[9]。

　集団に対するアプローチを行う際は、まず、健康診断結果のデータを部署や課などの集団ごとに分析し、他部署や他事業所、日本の平均値などと比較して、その集団の傾向や特性を把握することが重要です[7]。さらに、これらの量的なデータに、仕事の営みや生活習慣といった質的なデータを融合させることで、その数値に解釈が加わりますので、その集団のヘルスニ

ーズを的確に捉えることができます。ストレスチェックの集団分析のフィジカル版という表現が、イメージしやすいかもしれません。

　これらの「活きたデータ」はインパクトが大きく、特に事業者にとっては、日頃気になっている従業員の健康について客観化されていますので、対策を進めるうえでも大きな説得力を持ちます[7]。これらのデータは、衛生委員会や健康教育などを利用し、従業員および事業者とともに健康課題の共有を図ることで、組織全体で健康について考え、健康行動を起こすきっかけとなることが期待されます。

私の駆け出し時代 🏃

　みなさんは、保健指導に苦手意識はありますか？　私が産業看護職として駆け出しの頃、最も苦手だった業務が保健指導でした。「LDLコレステロールの多い食品は○○です」「一日○歩を目指しましょう」などのお決まりのフレーズしか出てきませんでしたし、何より保健指導を受けている対象者がつまらなそうな表情をすることにショックを受けました。

　保健師とは「保健指導に従事することを業とする者」と保助看法にうたわれている通り、保健指導はわれわれの肝になります。保健指導の質を上げるために研修会へ参したり書籍を参考にしたり、産業医や産業看護職に相談したりと自己研鑽を積みました。中でも一番効果的だった方法はリフレクション（内省）です。保健指導がうまくいった場合もそうでない場合も、保健指導時の自身の行動や言動、感じたことなどの内面を客観的・批判的に省みることで、次の保健指導に活かすことができました。保健指導のロールプレイや事例検討が難しい一人事業所の方には特にお勧めです。

　一方で、無関心期の方へのアプローチには、いまだに四苦八苦することもあります。そのようなときは「柳が風になびくように」穏やかに身を任せつつ、対象者のやる気スイッチは何か、頭をフル回転させて探します。スイッチが見つからないときもありますが、そのときは「またこの人と話がしたい」と思っていただけるように次につなげます。対象者の方が笑顔で保健指導を終了することで、私も元気をもらっています。

健康診断結果の集団分析を活用しよう！健康教育の実践例

　前述のような「集団を見る視点」は、健康診断結果を活用した集団健康教育に有効です。事業所の規模が比較的小さく、産業看護職のマンパワーの余力がある場合は、集団健康教育よりも、個別での対応のほうが適しているかもしれません。ご自身の事業場の実態や集団の特性、健康教育の目的に合わせて健康教育の方法を計画することをお勧めします。

1）A事業所の実践例

①健康診断結果説明会の背景と狙い

　A事業所の従業員の多くは、健康診断の結果について「A判定だから良かった」「D判定だから悪かった」といった、良い・悪いの認識にとどまっていました。そこで、従業員自身が生活習慣病のリスクなどの健康状態を理解し、自身の仕事の営みや生活習慣を振り返る力、すなわちヘルスリテラシーを高めることを狙った「健康診断結果説明会」を計画しました。

　A事業所では、業務内容、長時間勤務の状況、食事内容、人間関係、健康への関心が、部門ごとに異なりました。これらのさまざまな背景要因は、部門の従業員の健康に大きな影響を与えますし、個人の努力だけでは、背景要因の排除は難しいと考えられます。そのため、部門ごとに健康診断結果を分析し、その結果と、各部門に特徴的な背景要因とを融合させた分析結果を健康結果説明会で示し、部門全体で健康課題について考えてもらおうと考えました。

②具体的な方法

　A事業所は販売業でしたので、順位やランク付けに高い関心がありました。そのため、健康診断の各結果を部門ごとにランキング形式で示しました。生活習慣病のリスクの低い上位2部門は「いきいき健康職場」として表彰し、部門で行われている健康づくりに関する情報と合わせて、社内報に掲

載しました。また、上位2部門と自部門のランキングのみ開示する、集団分析は15名以上とするなど、プライバシーを守ることに配慮しました。

　取り組みの効果は、健康診断結果の理解度や、自身の健康行動の振り返りができたかなどをアンケートなどで確認しました。そして、次年度の健康診断結果の推移や、行動変容ステージの変化も合わせて評価し、次年度の計画へとつなげるためにPDCAサイクルを回しました。

2）A事業所B部門の実践例

　A事業所の全ての部門に健康診断結果説明会を実施しましたが、ここからはA事業所B部門の実践例を具体的にお示しします。

①健康診断データおよび仕事と生活の特徴

　B部門は、平均年齢が事業所および全社平均と比較して低いのですが、脂質異常症の有所見率と肥満率が、社内および全国平均と比べて高い状況でした。また、20～30歳代の単身赴任者や独身者が8割を占めており、これらのメンバーを中心に終業後に頻繁に飲みに行き、締めのラーメンを食べるといった習慣がありました。業務内容は、社有車での営業が中心であり、仕事の合間に手軽に食べられる調理パンや、チェーン店のレストランで丼物や麺類などをさっと食べていました。このB部門はメンバー間の仲が良くサポートが得られやすいこと、部長が部員の健康への関心が高いこと、部の仲間と週に1回運動を行う習慣があること、ランニングを行っている部員が一定数いることが強みだと考えました。

②「このままではマズイ！」　自分ごととして捉えてもらうための工夫

　平均年齢が低いこともあり、生活習慣病に関する危機感が低い状況でしたので、「このままではマズイ！」と感じ、自身の健康状態を理解してもらう仕掛けが必要でした。その一つとして、産業医と協力して高トリグリセリド血症の患者の、油が浮いて白濁した血清の写真を入手し、B部門の従業員に示しました。「これは中性脂肪（トリグリセリド）が300mg/dL台の値の方の血液の一部です。いつもみなさんが食べている、豚骨スープのようにも見えますね。この血液が、血管の中を通っていると思うと、ぞっと

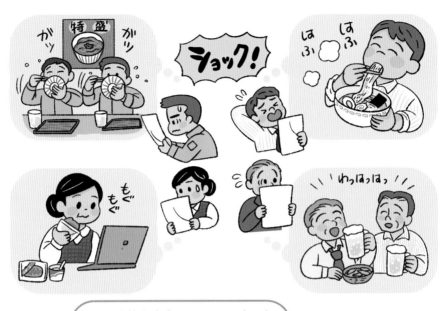

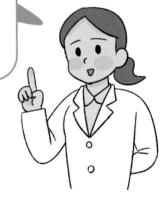

これは中性脂肪が 300 ㎎ /dL の方の血液の一部の写真です。
いつもみなさんが食べている豚骨スープのようにも見えますね！
この血液が、血管の中を通っていると思うと、ぞっとしませんか？

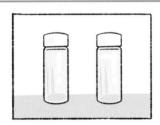

図3 自分ごととして捉えてもらう

しませんか」と声をかけて、各自のトリグリセリドの値を確認してもらいました（**図3**）。

③仲の良さが裏目に !?　部門全体で生活習慣を振り返る

　次に、高トリグリセリド血症を引き起こす要因として考えられる、B 部門に特徴的な食事の傾向を説明しました。例えば、ビールなどのアルコールがトリグリセリドの合成を高めること、ラーメンなどの麺類やパンなどの炭水化物が多く総エネルギー量が多い食品はトリグリセリドを高めるこ

となどです。「みなさんは、お酒はどれくらい召し上がっていますか」「ラーメンなどの炭水化物の多い麺類や丼もの、パンなど召し上がっていますか」など、部門に特徴的な生活習慣を示唆するような声掛けを意図的に行い、生活習慣を振り返ってもらいました。

一方で、ネガティブなことだけでなく、週に1回行われている運動やランニングは脂質異常症の改善にはとてもよい習慣であることもお伝えしました。また、B部門はメンバー間の仲が良く、団結力があるという強みを持っています。この強みが、頻繁な飲み会や糖質の多い食事の選択などの健康に悪影響を及ぼす行動に拍車をかけるのではなく、健康を促進する行動に方向転換できないか？と思慮を巡らせました。

④健康診断結果説明会の反応と予想外の効果

健康診断結果説明会の反応は、狙いであった「従業員が自ら健康診断の結果を正しく理解し、働き方や生活習慣を振り返る力を養うこと」について、おおよそ達成できました。「部門全体で健康課題について考える」ことについては、狙いを超えた効果が見られました。

健診結果説明会の後、B部門の部長により、「健康10か条」が考案され、ポスターとして職場に掲示されました。驚くことに、この10個の健康行動は、部門の健康課題を的確にとらえていました。この取り組みは、職場における健康づくりの良好事例として、本社・支社の衛生委員会で紹介し、全従業員が閲覧できるイントラネットに掲載しました。この10か条を継続・促進するために、「10か条を8割達成できた日はシールを貼る」といった健康行動理論の1つであるオペラント学習理論を活用した取り組みを[7]、専門職の視点から提案できればよかったと思っています。

B部門のほかにも、主体的な健康行動に取り組んだ部門がありました。この部門では、健康診断結果説明会をきっかけに部長の健康意識が高まり、部長と部員の1 on 1ミーティングの際に、部員が健康行動を一つ決めて、健康行動の進捗を確認し合う取り組みを始めたそうです。

先述のように、量的データが示す健康課題を質的データによって具体化することはインパクトが大きく、従業員のみならず管理職の健康づくりへ

の意識を高めることにつながったのではないかと思います。このように、リーダーシップという強みを持った職場は、リーダーによるヘルスプロモーション活動の牽引が期待されるといわれています[9]。

職場の強みを見つけよう！

一般的に医療職は、「対象のためになんとかしたい」という思いから、欠点や問題に目が行きがちですが、職場や個人の強みに目を向けることも大切です。私が注目している職場の強みの一つに、職場のソーシャル・キャピタルという概念があります。この概念は、信頼の絆やお互いさまの規範

私の情報収集術 ⓘ

　検索すればなんでもわかる世の中、私たちの周りは情報にあふれています。産業保健は実践の科学ですので、正しい情報源を選択し情報収集する力が必要になります。

　学会や、学会が主催する研修会からの情報収集は、エビデンスの面においてもお勧めですし、最新の情報を得ることができます。現在ではオンライン参加も主流になりましたが、現地に赴くことで産業保健に対するポジティブな雰囲気を感じることができますので、「よし、頑張るぞ」と気合を入れ直すよい機会にもなっています。年に1回以上の学会発表を自身に課すことで、学会参加へのモチベーションを高めています。また、日本産業衛生学会産業保健看護部会が開催する研修会は、産業保健・看護に関するタイムリーなトピックを取り上げていますので、貴重な情報源の一つとなっています。

　科学的根拠を得るための情報源として、論文を活用してもよいでしょう。PubMed（パブメド）、CiNii（サイニィ）、J-STAGE、その他利用契約が必要となりますが医中誌Webから情報を得ることも多いです。AAOHN（American Association of Occupational Health Nurses）が「エビデンスに基づいた看護ケアの実践」をOHNのコンピテンシーとして掲げているように[10]、科学的根拠に基づいた情報収集はOHNの重要な能力の一つだと言えます。

から生まれると言われており、ソーシャル・キャピタルの高い職場は、従業員同士でお互いに健康に良い行動を取り始めたり、ストレスが減ったりしますので、生活習慣病罹患者やメンタルヘルス不調者が少なくなり[11-13]、労働生産性を向上させると言われています[14]。

このような職場の文化や風土は、実際に職場に足を運び、職場の雰囲気や従業員から話を聞くことで感じることができます。職場巡視や衛生委員会、保健指導やヘルスインタビューなどのあらゆる産業保健活動の機会を活かして、強みを見つけると、産業看護活動の幅が広がるのではないでしょうか。

まとめ

産業看護職は従業員の最も身近な存在ですので、多くの質的情報を得ることができる強みがあります。みなさんの中には、感覚的にこれらの質的情報を集積させて、健康課題を実在化する方もいらっしゃるかもしれません。

一方で、質的情報は、量的情報のように一朝一夕には取得できません。日々の産業保健活動の中でアンテナを張り巡らし、現場に出向きフィールドワークを重ねることで、コツコツ収集するしかありません。この質的情報の収集は、産業看護職の醍醐味と言えるのではないでしょうか。

産業看護職は、綿密な視点と俯瞰的な視点を持ちながら健康・仕事・生活の面から多角的に従業員の実態を捉え、量的・質的データを駆使し、健康課題を解決していく役割があると考えます。

【引用・参考文献】
1) 佐伯和子ほか編. 公衆衛生看護の方法と技術. 第2版. 東京, 医歯薬出版, 2022, 1-57, 139-90 (公衆衛生看護学テキスト②).
2) 中坂育美. 地区診断から始まる保健師の地区活動. 保健師ジャーナル. 69 (2), 2013, 96-103.
3) 河野啓子監修. 新版 すぐに役立つ産業看護アセスメントツール. 東京, 法研, 2014.
4) 五十嵐千代ほか. 職場診断モデル職場版を活用した職場診断の試み (第2報). 産業衛生学雑誌. 60巻臨時増刊号. 2018, 482.
5) 森晃爾. 総論「事業場における労働者の健康保持増進のための指針」改正. 産業保健と看護. 14 (3),

2022, 8-12.

6) 中央労働災害防止協会編. 労働衛生のしおり 令和3年度. 東京, 中央労働災害防止協会, 2021, 45, 90-3.

7) 森口次郎ほか編. 健康診断ストラテジー. 森晃爾ほか監修. 横浜, バイオコミュニケーションズ, 2014, 17, 255, 270-7 (産業保健ストラテジーシリーズ 第2巻).

8) 一般社団法人日本健康教育学会. 健康行動理論による研究と実践. 東京, 医学書院, 2019, 133-249.

9) 特定非営利活動法人日本健康教育士養成機構. 新しい健康教育：理論と実例から学ぶ健康増進への道. 東京, 保健同人社, 2011, 97-101.

10) AAOHN Competencies. Workplace Health & Safety. 63 (11), 2015, 484-92.

11) Putnam, RD. Making Democracy Work: Civic Traditions in Modern Italy. 1st Ed. New Jersey, Princeton University Press, 1994 (哲学する民主主義：伝統と改革の市民的構造. 河田潤一訳. 東京, NTT出版, 2001).

12) イチロー・カワチほか編. ソーシャル・キャピタルと健康政策：地域で活用するために. 東京, 日本評論社, 2013, 4-74.

13) 相田潤ほか. ソーシャル・キャピタルと健康格差. 医療と社会. 24 (1), 2014, 57-74.

14) Omori, M. et al. Effect of Psychological Distress on the Association of Workplace Social Capital with Presenteeism and Sickness Absence. Journal of UOEH. 43 (3), 2021, 293-303.

（大森美保）

Memo

PART

2

シーン別支援の
ポイント

1 初めて会う 対象者への支援

本会と保健師活動のご紹介

　公益財団法人東京都予防医学協会（以下、本会）では、「予防医学を通じて人々の『生涯健康』、『健康寿命延伸』をめざし、健康と福祉の向上に努めることにより、社会に貢献する」の理念の下、東京都民の健康を守り、そして増進するために、学校保健、母子保健、地域保健、職域保健などあらゆる場面で幅広く活動しています。主な事業は各種健診・検査、健康支援および健康教育で、具体的には、一般定期健診（施設内健康診断・出張健康診断）および事後措置支援、特殊健康診断、特定健康診査および特定保健指導、各種がん検診などです。

　私の所属する健康支援センター健康増進部は、このうち働く人を中心に対象として支援を行っており、定期健診および人間ドック当日の保健指導、定期健診後の事後措置支援および保健指導、特定保健指導、健康教育が主な事業となります。また私は健康管理室保健師として本会職員の健康管理も担っており、さらに本会が取り組んでいる健康経営にも労働安全衛生および健康経営推進の両面から参画しています。現在は3年連続ホワイト500認定取得を目指し、本会職員と共により一層の健康増進に励んでいます。

準備が大切

　本会は外部労働衛生機関という特性上、ほぼ全員の方が初めて保健指導や健康相談（以下保健指導）をする人となります。保健指導を事業として提供しており、どの保健師が行っても一定の基準にあることが求められる

ため、特に準備は万全にしています。また、対象者に会う前の準備で保健指導の成功不成功は決まると考えており、準備を最も重視しています。具体的に行っている準備は 2 つで、それぞれ順にお伝えしていきます。

準備 1：保健指導の型を習得する

津下一代先生は『初回面接：心を動かす言葉とその伝えかた』[1] で、SPIKES という言葉を紹介しています（ **表1** ）。先生は次のように述べています。「医療面接で特に重大なお話をするとき、患者さんも準備なしでは受け入れられません。そこで SPIKES という考えかたが提唱されています（Robert Buckman）」。本会では全保健師が保健指導の現場に入る前にこの内容を学び、そしてロールプレイを行い、チェックリスト項目をクリアし、一定の到達レベルに至った状態で保健指導に臨んでいます。具体的に紹介していきます。

1）Setting（場の設定）：環境づくり、適切な時間、医療者の自己紹介

①保健指導案内の工夫

保健指導の案内発送の時点から、適切な場の設定の準備は始まっていま

表1 SPIKES

Setting （場の設定）	環境づくり、適切な時間、医療者の自己紹介
Perception （病状認識）	本人がどのように健康や病気をとらえているかを把握する
Invitation （意思確認）	指導や情報提供することについて意思を確認する
Knowledge （知識の共有）	相手にとって必要最小限な情報を提供する
Emotion （感情への対応）	その情報についてどう考えているかを確認する
Strategy and summary （戦略、要約）	実行計画、次回までの約束

（文献 1 より作成）

す。本会は外部機関ですので、来館される際には、あらためて主旨の説明、所要時間・場所の説明などが必要となります。指導を受けに来られる方は、必ずしも来たい（受けたい）と思っているわけではありません。そんな中でも、「行こうかな」と思ってもらえる工夫が大切です。事前の案内はわかりやすいか、来館されたときに保健指導を実施する部屋（以下相談室）までスムーズに行けるか、どのように来られるか想像しながら案内を作成します。来館されたら総合受付で声をかけてもらいますが、「承っております。お待ちしておりました。取り次ぎをいたします」と、準備がされているということが来館時に対象者に伝わるようにしています。

②相談室の工夫

保健指導を行う部屋は、下記の工夫を行っています。

快適温度・快適湿度の維持

対象者が入室した瞬間に快適だと感じてもらえることを大切にしています。暑い寒いなどの体感は人それぞれです。相談室は指導開始前に温める、冷やす、適度な加湿を行うなど、来館予定時間を想像し、さかのぼって準備します。温湿度計をすべての部屋に設置し、快適環境の維持に努めます。入室されたら対象者に相談室の環境について快適かどうか尋ねます。

プライバシーが守れ、かつ周囲の音が聞こえにくい場の確保

安心して話せるためには、声が漏れないことは最も重要であると考えています。プライバシーが確保できつつ、保健指導がなされていることを周囲も想像できるよう、本会相談室はほとんどがすりガラス仕様となっています。また、周囲の大きな音は対象者も支援者も集中しにくくなりますので、周りの音も聞こえにくい場所に設置しています。

適度な距離感を保てる席の工夫

対象者と支援者のそれぞれが座る位置、距離感はとても大切です。この感覚も人それぞれです。対象者が安心と感じてもらえることを優先しながら、支援者の安全も確保できる配置および距離で行います。

③保健師の身なりや立ち振る舞い

支援する保健師の所作、服装、言葉遣い、これらすべても場の設定とな

ると考えています。一般社団法人日本産業保健師会の倫理綱領を基準としています（表2）。

　保健指導開始前は可能な限り何もせず、ゆったりとした気持ちで対象者を待ちます。ドアは少し開けておき、参加者が声をかけやすいようにします。服装は華美にならず、医療職として清潔・簡素を保てるようにします。入室されたら、自己紹介を自分から行い、対象者の名前を確認したのち、「お待ちしていました。有意義な時間になりますようサポートさせていただき

表2　一般社団法人日本産業保健師会倫理綱領

前　文
　産業保健師は、公衆衛生看護を基盤に、労働衛生関連法令を含む産業保健に関する専門知識も活用し、労働者や事業者等との協働による、適切で充実した健康支援活動の実践を通して、公衆衛生の向上を目指す。
　この倫理綱領は、「産業保健師」のその職種の特性を考慮し、その業務の遂行にあたり、本会の会員が「守るべき最低限の基準」を示すこととした。

第1条（使命と責任）
　産業保健師は、労働衛生関連法令を含む産業保健に関する専門知識に加えて保健師の職能を発揮して、労働者と事業者等が自主的に安全で、かつ健康に働き続けるための支援に努めなければならない。

第2条（立場と契約）
　産業保健師は、労働者個々人だけでなく組織も対象とし、公平・中立な姿勢で業務に従事する。また、その立場・役割においては雇用者や他の産業保健スタッフや先輩・同僚の保健師と合意が得られるように努める。

第3条（品位の保持）
　産業保健師は、対象との家族的、個人的関係を避け、適切な距離感が保てるように努める。また、対象職場に適した言動や身なりを心がけ、身勝手な思い込みや行いによって保健師の品位を損なわないよう留意する。

第4条（実践能力の明示と向上）
　産業保健師は、その業務にあたり、自己の実践能力を的確に明示した上で、雇用者や他の産業保健スタッフや先輩・同僚の保健師に相談し、協力を得て実施する。実践能力の向上のためには、実務に直結する研修だけでなく、本会が開催するキャリア形成としての研修制度や推奨する他団体の研修に参加し、有識者や熟練者の指導や助言も得て、産業保健師として絶えず普遍的な能力の研鑽に努める。

第5条（情報の取り扱い）
　産業保健師は、国家資格である保健師としての守秘義務を優先するが、生命の危険や仕事への支障等から情報を開示すべき場合もある。この基準については、行政や学会等からの健康情報の取り扱いについての指針等を参考に、あらかじめ雇用先と合意を得るよう努める。

第6条（自己の安全と健康）
　産業保健師は、業務の遂行に際して心身ともに最良の状態を保持するように努め、日常の行動においても、常に身を持って安全衛生の規範を示す。

第7条（基本倫理の恒久性）
　産業保健師は、時代の変化に伴って保健師の雇用形態・立場が変化しても、産業保健師としての基本倫理を見失うことなく柔軟に対応していく。

ます」と支援者の姿勢および所用時間を伝えます。

「つかみは OK」という言葉もあるように、対象者にはなるべく早い段階で「安心だ」「快適だ」「来てよかった」と感じてもらえるよう、丁寧に準備することを大切にしています。これまでの経験から、丁寧に行った場の設定は、対象者に伝わっていると実感しています。たとえ予想していなかった（希望していない）保健指導であっても、「迎えられている」「人として大切にされている」と感じることができると、対象者に心を開いてもらえるきっかけになると考えています。

2) Perception（病状認識）：本人がどのように健康や病気をとらえているかを把握する

続いて、本日の保健指導をどのように受け止めているかを確認します。入室する際の対象者の様子をしっかりと観察するだけでわかる場合もあり

私の駆け出し時代

保健指導がうまくなりたいために、保健指導を主たる事業としている今の部署に入職しました。今からおおよそ 20 年前です。しかし当時の私は、日々の指導がきちんとできているのか、全く自信が持てませんでした。恥ずかしながら、できていない日のほうが多かったと思います。そんな私に先輩は、「警察沙汰になること以外は何でもやったほうがよい」と教えてくれました。

藁にもすがる思いで、とにかくなんでもチャレンジしてみることにしました。最初にしたのは、「毎日朝夕の体重測定と記録」「1 日 350g を目指して 3 食とも野菜を食べる」「職場から 3 駅歩いて帰る」の 3 つです。最初はなかなかたいへんでしたが、とても発見が多く、自分がわかっていないことが何なのかがわかり、だんだん楽しくなってきました。自分自身がトライすることでわかったことは、実体験として対象者に説明できます。少しずつ自分に自信が持てるようになったのはこの頃からです。健康に良いことは、まずは自分がチャレンジする。今もこれは変わらず継続しています。

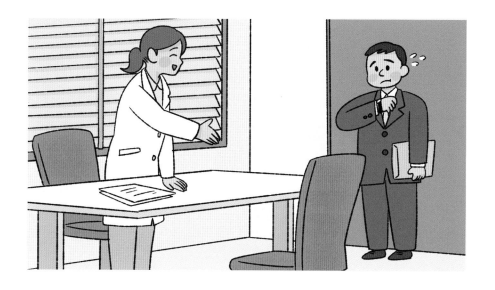

ます。したがって、対象者が入室する際の発言も聞き逃さないことが大切です。

　私は入職して間もない頃、産業保健師の勉強会に通っていたのですが、そのときに先輩が「ドアを開けた瞬間にその方のことがわかる。わからないのはあなた方がしっかりと見ていないからだ。入った瞬間からその方が話している言葉にもきちんと耳を傾けることが大事である」とおっしゃっていました。それまでは、今から指導する内容に気持ちが行きがちでしたが、その話を聞いてからは、入室の際の様子や言葉をしっかりと観察して耳を傾けるようにし、そして私が感じたことを表現するようにしました。

　例えば、勢いよく入ってきて、そわそわした様子で着席しようとする方には、「忙しい中よく来てくださいましたね。今日のお約束は●時までですが、都合は大丈夫ですか？」といったお声がけをします。そうすると対象者から「そうなんだよ、予定が少し変わったから、10分早めに終わるといいかなと思っている」などの言葉が返ってきますので、こちらも「わかりました。それでは、そのお時間に向けて進めていきましょう」とお返事します。そうすると、対象者は自分のことを理解してもらえたとの安心感から、話しやすくなっていきます。入室された瞬間の対象者の様子をしっかりと観察し、対象者の置かれている環境や気持ちを想像し、支援者が言葉にし

て伝えていくことで、関係性が早く深まる場合もあると思っています。

　次に、具体的な保健指導に移っていきます。健康診断の結果において、仮に支援者側から見ると気になる所見があったとしても、その点を最初からお伝えすることはしません。健康診断から時間も経過している場合などでは、すでに何か改善に向けての取り組みを開始されている場合もあるからです。事前に健診結果や問診票の回答の読み込みはしておきますが、その数値や回答にとらわれないことが大切です。支援者が「私の目の前にいる対象者は、誰もが持つ『健康になりたい』と願う気持ちを持って今日来ている」「今日はどういう期待を持ってこの保健指導の場に来てくれたのだろう」と思いながら聞いていくと、寡黙な対象者も「話したい」「相談したい」と感じて話を始めることが多いと思います。

　そして、「これからどうなるといいか」「どうなりたいか」「本当はどうしたいか」などについて聞いていきます。特定保健指導が始まってから数年が経過した頃、中川徹先生（日立製作所日立健康管理センタ産業医）が、「『過去と他人は変えられない、自分と未来は変えられる』という信念の醸成のお手伝いです」と述べておられました。支援者がこの信念を持って対象者に対峙し、共感しながらしっかり聴き、感じたことを伝えていくことが大切であると考えています。

3) Invitation（意思確認）：指導や情報提供することについて意思を確認する

　次の段階では、これからどのようにしたいか、対象者の気持ちをあらためて確認していきます。率直に話を始めた対象者は、自分のこととして具体的に考え始めます。自分の言葉で話すことで、対象者自身の気持ちが整理される場合も多いようです。「本当はこうしたいけどできない……」「どうしたらできますか？」など、できないことを話すことができたり、質問が出てくれば、保健指導はうまくいっています。困りごとを話してもらえれば、現状に即した具体的な対策も立てやすくなるからです。

　このように、対象者の気持ちをあらためて確認した上で、これから情報

提供してもよいですか？と、提案を開始することについて対象者の意思を確認します。保健指導に来られたのだから、情報提供をしてもよいと支援者は思い込みがちです。「提案を受けるか受けないかはあなたが決めてよい」と、この保健指導の主役は対象者であることを伝えることのできる、このプロセスを踏むことはとても大切です。

4）Knowledge（知識の共有）：相手にとって必要最小限の情報を提供する

保健指導は後半に入ります。提案を受け入れる準備ができた対象者に、困りごとへの具体的な解決策を提案していきます。このとき、対象者がすでに持っている知識や理解度を確認し、それらに応じて伝えていきます。支援者の腕の見せどころです。

ここで大切なのは、対象者に合わせていくことです。すでにしっかり取

私の情報収集術 ⓘ

　私に情報をもたらしてくれるのは対象者であると実感しています。保健指導の中で、私が知らないことを対象者が話されます。対象者のほうが詳しいことは本当によくあるので、教えてもらうことも多々あります。その後は、そのことについて調べて専門家に相談し、自分の納得できる形で習得します。必要に応じて対象者に新たな情報を提供します。

　労働衛生機関にいますので、多くの医師や関連組織と連携していて、医師から最新の情報を得やすい状況にあります。また、各組織が開催する研修会の案内を受け取ることができるため、積極的に参加しています。そこでもいろいろな情報を得ることができます。一度参加した研修会は継続的にサーチします。その場所で知り合った先生方に育ててもらったと実感しています。ネットで多くの情報が得られる時代になりましたが、人から教わることに勝るものはないと思います。学び続ける姿勢を忘れず、積極的に人と関わり続けていくことが私の情報収集術です。

り組めていて、その方がで合っているかどうかを聞きたい、もっと効果が出る方法を知りたいなど、対象者の希望はさまざまです。対象者の希望に期待通り応えることによって、対象者から支援者への信頼感も深まっていくことが期待できます。

5）Emotion（感情への対応）：その情報についてどう考えているかを確認する

大切なことは分かってチャレンジすると決断はしたものの、本当にできるかどうか分からず不安な気持ちを感じている対象者は多いものです。その気持ちを表現してもらい、受け止めていくことを心がけます。ここで話すことができることによって、支援者は自分のことを理解してくれていて、この後も困ったら相談できる、と安心してチャレンジすることができます。

6）総括：Strategy and summary（戦略、要約）：実行計画、次回までの約束

次回会うときまでの作戦を、対象者と支援者であらためて共有し、支援者は「トライしてみた感想を教えてください」などと声をかけて送り出します。難しいことがあれば一緒に修正する準備があることも伝えます。支援者は、行動を起こすことが最大の成功である、あなたが決めたことを全力で応援するとの気持ちをしっかりと言葉や態度で伝えていきます。

以上が本会で行っている一つ目の準備です。保健指導中にのらりくらりかわされたり、うまくいかないと感じるときがあります。その場合、上記のプロセスの中でも、特に前半がうまくいっていないことが多いです。この型を理解していると、どの段階で難しくなっているのか、支援者が落ち着いて振り返ることができるので、対象者の気持ちがどこにあるのか考えて声をかけ、確認することができます。

対象者は健康でありたいと願ってはいるものの、今は大きく生活を変えたくないと思っていることも多いものです。また、現状が維持できればよいと思っている場合もあります。改善する・しないではなく、対象者と支

援者が同じ目標に向かっていることを、双方がお互いにわかり合っているということが大切です。この型を習得することで、ほとんどの対象者へ支援は可能に近づくと考えています。

準備2：力まずに保健指導ができるための生涯にわたる自己研鑽

　次に、2つ目の準備についてお伝えします。私自身、保健指導を始めた頃は、これも伝えてあれも伝えて……、と力んでしまっていました。お役に立ちたいと気持ちばかりが先走り、よかれと思って私ばかりが情報を伝えていました。そのようにするほど、対象者は言葉数が少なくなります。ときには怒って帰ってしまわれたこともありました。私たちはつい、何かを伝えて、よくなるためにできるようになってもらいたいとの願いが強く出てしまいがちです。

　加濃正人先生（昭和大学横浜市北部病院兼任講師）が、「保健指導の成功不成功は指導の場所ではなく、それまでの準備で決まる。その指導の場面に臨むにあたって、どれだけ自分が知識や学びを深める努力したかどうかが重要である。しっかりと学んで準備して、面談は力を入れずにしたほうがよい」とおっしゃっていました。当時の自分がそうであったなあ、まさにその通りであると感じています。今も、今日の対象者のお役に立てたかなと自問自答することはあります。そんなときには先輩や仲間の保健師に相談しています。指導を得る機会、勉強できる機会はとても大切です。生涯にわたり自己研鑽する気持ちを持ち続けたいと思っています。

　以上、初めて会う対象者への支援が自信を持ってできるための準備をお伝えしてきました。参考にしていただけることがお伝えできていると幸いです。

【引用・参考文献】
1）　津下一代. 初回面接：心を動かす言葉とその伝えかた. 東京, サンライフ企画, 2009, 70p.

（加藤京子）

PART 2 ─ シーン別支援のポイント

Health Literacy 2

対象者の自己効力感を 高める支援： 勇気づけ保健指導®の視点から

はじめに：自己効力感を高める支援のためには

　保健指導を行う中で、毎年行動も健診データも変わらないという対象者への関わり方に悩む看護職は多いかと思います。やる気を感じられない、かたくなに耳を傾けようとしないと感じる対象者と出合うことも少なくありません。そのような対象者が、自分の健康と向き合い、健康行動に取り組めるようになるための働きかけはどのようにしたらよいかを考えていきます。

　私たちが保健指導で出合う人の中で、心からその保健指導の時間を楽しみにワクワクしながらやってきてくれる人は、果たしてどのくらいいるでしょうか。「できれば行きたくない」「この忙しいのになんでわざわざ行かなきゃいけないのか」……そんな気持ちがある中で、足を運んでくれる人が多いのではないかと私は思っています。

　なぜ、保健指導には行きたくないと思われてしまうのでしょうか？　それはこれまでの保健指導の評価でもあると私は思います。「行ってよかった！」「この保健師に会えてよかった」と思ってもらうことが初回の保健指導でできていたら、人は必ずまた前向きな気持ちで保健指導に足を運んできてくれるでしょう。ですが、「自分を否定され、不愉快だ」という気持ちになった場合は、やる気が出ないだけでなく、保健指導には来なくなるでしょう。

　「保健指導＝お説教される、叱られる」そんなイメージではなく、保健指導を受けることが、自分を見つめ、これからの人生を前向きに生きていける気持ちになる場だというプラスのイメージを持ってもらいたい。そんな

思いが、「勇気づけ保健指導®」にたどり着いた原点でもあります。受けてよかったと思える健康支援こそ、自己効力感を高める健康支援の大前提となるはずです。

自己効力感（セルフエフィカシー）とは

自己効力感とは、ある結果を得るために必要とされる行動をうまく実行できるという確信や信念であり、「自分ならできる」という自信です。この自己効力感を高めるために必要な、4つの要因があります（ **図1** ）。この視点から支援を考えていくことも大切です。

①自己の成功体験

過去に同様の、または同じような行動をうまくやった経験があることです。保健指導においては、「これまでどんな取り組みをされましたか？」などと確認し、うまくやった経験があるかどうかも確認していきましょう。それに対しての承認の言葉を忘れないことです。また本人が自分で行動し、うまくいく成功体験を積み重ねることができるような目標設定も必要です。

②代理的経験

自分では経験がなくても、体験談や成功事例などを紹介したり、他の人

PART 2 — シーン別支援のポイント

①自己の成功体験
過去に同じか、似たような行動をうまくやることができた経験があること

②代理的経験
自分がその行動をやった経験がなくても、人がうまくやるのを見て自分でもやれそうだと思うこと

③言語的説得
自分がその行動をやる自信がなくても人から「あなたならできる」と言われてやる気持ちになること

④生理的・情緒的状態
その行動をすることで生理的な状態や感情面で変化が起こること

図1 自己効力感の4つの要因

がうまくいく行動や実践を見たり聞いたりすることで、自分でもやれそうだと思えるような支援をしていきましょう。

③言語的説得

対象者がやる気になるような励ましや承認の言葉を伝えたり、集団健康教育の場合は、仲間同士で励まし合うようなグループワークをすることも大切です。

④生理的・情緒的状態

健康行動に取り組むことによって心身の変化を感じ、生理的ななんらかの刺激によって気分が高揚し、感情面で変化が起こるのを自覚できることです。そのようなことを振り返ることで気づきを得られるような関わりをしていきましょう。

このような4つの要因が自己効力感を高める上でのポイントとなります。この中でも、自己効力感を高める上で最も重要なのが「成功体験を積んでもらう」という点です。そのためには、本人ができそうもない無理な目標設定を行うと、かえって自信をなくして自己効力感を持てずに終わってしまいますので、気を付けていきたいところです。

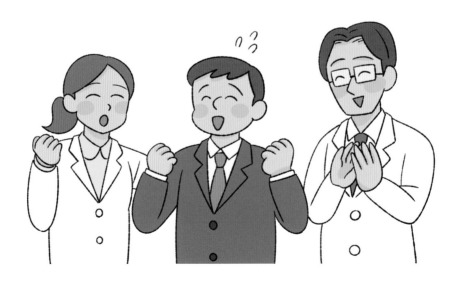

こんなときどう対応するか：事例から考える

では、今回のテーマである「対象者の自己効力感を高める支援」とはどのような支援であるかを、事例とともに考えてみましょう。

―――――⟨ **Case** ⟩―――――――――――――――――――

体重が年々増加している女性、50代

毎年、保健指導には必ず来てくれる。過去にもダイエットにチャレンジしたことがあるが、リバウンドしている。一度体重が減ったときは身体も軽く感じてうれしかったが、今はもう自信がないと話す。

前述の自己効力感を上げる4つのポイントから支援を考えてみます。

①成功体験

「Aさんはこれまでもご自分なりにダイエットにチャレンジされ、体重が減った経験がすでにありますよね。そのときはどんなことをされたのですか？　そのときにやった方法やその他の方法で、今回取り組めることはありますか？」

②代理体験

「これまでに、無理なく体重減少できている方々は、歩く時間を通勤時間を使って増やし、間食をやめた人に多いですよ」

③言語的説得

「Aさんはこれまでもチャレンジされていて、私はとてもチャレンジ精神があって素晴らしいと感じました。今回の取り組みも、Aさんならきっとできると私は思いますよ」

④生理的・情緒的状態

「以前に体重が減ったときは、身体が軽く感じてうれしかったとおっしゃっていましたね。今回のチャレンジの中でも、また同じような感覚を味わえるのではないかと思います」

以上のように、自己効力感の4つのポイントで支援の方法を考えてみるのも方法の一つです。このほか、私が提唱する「勇気づけ保健指導®」の視点から、自己効力感を高める支援の方法をいくつか紹介していきたいと思います。

勇気づけ保健指導®から考える　自己効力感を高める支援のポイント

私が提唱している勇気づけ保健指導®とは、人生の困難や健康問題に自ら立ち向かえるような力を相手に与える支援です。「自分ならきっとできる」「やってみよう」と思ってもらう、そのマインドとスキルを紹介していきます。

保健師が行動変容をしない対象者をどのように捉えているかというマインド（意識）が、最も大切なことではないかと私は思っています。「この人はヘルスリテラシーが低い人」「何回言ってもわからない人」「どうせ言っても変わらない」、そんな意識で保健指導に向き合うことは、相手の人に間違いなく伝わるでしょう。勇気づけ保健指導®においては、5つのマインドを非常に大切にしています（ 表1 ）[1]。

表1 ▶ 5つのマインド

①人には可能性がある
②人には向上心がある
③自分と未来は変えられる
④答えはその人の中にある
⑤言葉は行動を変える

（文献1より作成）

対象者と向き合うときにこのマインドを持って健康支援をしていきましょう。これは看護職自身にもぜひ使っていただきたいマインドです。これは「どうせ言っても変わらない」という世界から抜け出すためのマインドセットの言葉でもあります。そして、上から目線でも下から目線でもない立ち位置、「タテではなく、ヨコの関係性」の意識で対象者と向き合うことも、前提として大切なことです。

　それでは、具体的に勇気づけ保健指導®のスキルから自己効力感を高める支援のポイントをお伝えします。

1)　どんな表情で、態度で迎えていますか?

　何を語るかの前に、対象者が来談したときに見せる私たちの非言語表現がとても大きな影響を与えています。心理的安全性の高い場を、まずは作っていくことです。この人になら安心して話ができそうだと思ってもらえるような非言語表現を意識していきましょう。ポイントは笑顔、そして表情を相手の感情に合わせること、アイコンタクト、うなずき、姿勢です。

2)　何から話していますか?

　健康診断のデータから話をしていますか?「体重が増え続けてますね」「中性脂肪やコレステロールが高くなってますよ」と、私たち看護職が気になるデータを指摘することをしていませんか?　相手は「きっと悪いことを言われるだろう」と思っている方も多いはずです。

　私は、「健康診断の結果をご覧になって、よかったと思うことはありますか?」というフレーズを使います。「いや、特に何も……」と言われたら、「血圧は昨年と変わらずで、私は安心しましたよ」など、その健診結果のプラス面から先にお伝えします。逆に自分から「今回の結果で気になってることがあるんだけど……」と話をしてくれることも多いです。

3)　相手の関心に関心を向けて、傾聴や質問ができていますか?

　一番大切な傾聴は信頼関係の入り口です。相手の話を、うなずきながら、

最後まで耳を傾け聴くことができているでしょうか。自分の関心事から質問することが多いと、「詰問」になっていきますので注意が必要です。「今、この人は何に関心があるのか」ということに関心を寄せていくと、今まで知らなかった対象者が見えてきます。「休日はどのように過ごされているんですか？」「今、一番楽しみにしていることってどんなことですか？」そうした健診データとは関係のない質問から、その人にとって大切なことがわかってきます。またそのことを語ることで、「自分にとって大切なことができるためにも健康でいたい」と思ってくれることもあります。

私の駆け出し時代

　保健師になりたくて、その目標に向かって真っすぐに歩んできた私です。ですが、「張り切り保健師」が「しくじり保健師」になります。まだ新人時代、企業の健康相談室を新規立ち上げから担当しました。保健師たるもの、いかに専門知識を持ってアセスメントし、正しい知識を伝え行動変容を！と張り切っていました。最初は保健指導の呼び出しに応じていた社員のみなさんでしたが、一度来た人が来なくなる、怒って帰ってしまう、そして閑古鳥が鳴く健康相談室となりました。この経験が「こんな保健師ではダメだ」とさまざまな心理学やカウンセリング、コーチングなどを学び始めるきっかけとなりました。

　ある日人事から電話があり「加倉井さん、〇〇さんの面談で彼に何を言ったのですか？」と。しくじり保健師としては、クレームかも……と思っていると、「彼が職場に戻ってきてから、『今日は本当に健康相談室に行ってよかった。加倉井さんの保健指導を受けてない人がいたら絶対行ったほうがいいよ』とみなに言ってます。気難しい彼がそんなふうに言うって、加倉井さんは何を話したのだろうと今人事でも話題になってます」と……。マインドを持ってスキルを使うことで、見える景色を変えていくとモチベーションが上がったエピソードです。相手を変えようとする前に、保健師自らが自分を見つめ、変わっていくことが必要なのだと学びました。

4) 相手を認める声かけ「承認」をしていますか?

　図1に挙げた「言語的説得」に当てはまることですが、相手を認める言葉かけである「承認」は、自己効力感を高める支援のスキルとして非常に重要です。この承認のスキルには、大きく分けて3つあります。「データが改善してきていますよ」(結果承認)、「もう万歩計をつけて歩かれているなんて、素晴らしいですね」(行為承認)、そして「○○さんならできると思いますよ」「○○さんのチャレンジを私は応援していきます」(存在承認)です。特に「存在承認」は自己効力感を高めていきます。「自分にもできる」「自分だからこそできる」と思ってもらえるような承認の言葉を選択していきましょう。

5) 自分の強みに気づける、未来を描ける質問をしていますか?

　私たちは、相手のできていないところや健診データが改善できてないことを指摘しがちです。これでは相手の自己効力感を高めることはできません。まずは看護職が「この人の強みや良さ、できていることってなんだろう」とアンテナを立てる必要があります。「リバウンドはされましたが、いろいろある中でも、取り組む行動力を持っていらっしゃいますよ」など、どんな些細なことでも強みやプラス面を見つけてフィードバックしていきましょう。

　また、これから自分がやっていきたいことや叶えていきたい未来を描けることも、人が行動変容していく上で非常に大きな影響を与えていきます。「10年後どんなことをしたいですか?」「どんなご自分でありたいですか?」といった声掛けをしてみます。事例の女性は、「60歳を超えても大好きなアーティストのライブを楽しんでいたい」と語ってくれました。「そのためにも痩せてきれいでいたい。若々しい自分でいたい」とスイッチが入りました。

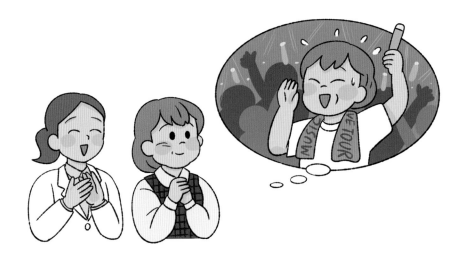

6)　自分の中にある答えを引き出す質問をしていますか?

　勇気づける質問として、「どうしたら（How）＋〜できると思いますか?」という質問は、自分の中にあるできそうな行動を自ら導く質問です。逆に「なぜ（Why）＋〜できないのですか?」という質問は、「自分はできないんだ」「どうせ私はできない」という気持ちを強くしてしまう質問になります。

　「どうしたら今よりも飲酒量を減らせると思いますか?」という質問で、「ボトルワインをデキャンタに移し替えて飲むようにします」と、100円ショップで早速デキャンタを購入し、飲酒量を減らした事例もありました。この質問は、「自分でできそうな答え」を引き出す質問でもあります。

7)　マイナス感情をプラスに変換するリフレーミングを

　短所、障害、悩み、危機というように、「マイナスに」考えたり、感じたりしていることを、そのこと自体、そのような体験は、その人にとって「プラスの」長所、財産、可能性、チャンスなのだと発想転換するスキルです。「自分は悩んでいることが多くて、行動力がない」という方に「さまざまなことをじっくり考えることできるということだと思いますよ」「慎重に考えて決断しようとする力を持っているんですね」などリフレーミングができ

私の情報収集術 ⓘ

　日本公衆衛生学会と日本健康教育学会の会員になっていますので、学会誌にはできるだけ目を通し、参加するようにしています。また、「へるすあっぷ21」「産業保健と看護」を購読しているほか、「保健指導リソースガイド」のサイトやメルマガは必ず目を通し、その中で気になる情報があればさらにアクセスしていくようにしています。弊社でも「健康教育スキルアップ研究会」「WOMANウェルネスライフ研究会」を主宰していますが、その中で外部講師を招き最新情報や実践報告などを学ぶ機会を作っています。このほか、メンタルヘルスをテーマにした健康教育を担当する機会も多いため、マインドフルネスやセルフコンパッションについては継続的に学び続けています。産業保健とは関係ないようですが、日本経済新聞のウエブサイトでも働く女性を取り巻く社会状況や企業の取り組みを知ることができるほか、インタビュー記事なども当事者意識を知ることや視座を高くする上でたいへん参考になるため、毎朝目を通しています。

・日本公衆衛生学会
　https://www.jsph.jp/
・日本健康教育学会
　https://nkkg.eiyo.ac.jp/
・へるすあっぷ21
　https://www.sociohealth.co.jp/magazines/healthup21.html
・産業保健と看護
　https://store.medica.co.jp/journal/24.html
・保健指導リソースガイド
　https://tokuteikenshin-hokensidou.jp/
・健康教育スキルアップ研究会
　https://wellness-happydream.com/nurse/
・WOMANウェルネスライフ研究会
　https://happy-woman.jp/wellneslife-studygroup/
・一般社団法人マインドフルリーダーシップインスティテュート
　https://mindful-leadership.jp/
・日経xwoman
　https://woman.nikkei.com/atcl/info/about/

ます。これは、まずはしっかりマインドを持って、傾聴して相手の感情を受け止めてからリフレーミングすることが大切です。

自己効力感を高める支援とは

　自らの生き方や生活態度、習慣、行動を、自分で考え決定していくことが、自信につながっていきます。押しつけや脅しではない健康支援が、自分自身の求める方向を考え、選ぶことにつながっていくのです。これが「相談してよかった」「受講してよかった」につながり、自己効力感を高める支援なのだと思います。

　30分の保健指導の時間であったとしても、それは相手の人にとって、たった一度しかない大切な人生の時間です。「自分ならできる」「なんだかできそうな気がする」「これからの自分の人生ためにもやってみよう」、そう思ってらえるような自己効力感を高める支援ができたら、その30分は「プレミアムな時間」になるはずです。保健師や看護師との出会いを通じて、働く人たちの健やかで幸せな人生を応援していきたいですね。

【引用・参考文献】
1) 加倉井さおり. 心に響く！行動を促す！勇気づけ保健指導®＆健康教育ハンドブック：「健やかで幸せな人生」を支えるマインドとスキル. 2020.
2) 加倉井さおり. "健康教育の方法と実際". 公衆衛生看護支援技術. 岸恵美子ほか編. 東京, メヂカルフレンド社, 2022, 68-72 (保健学講座 2).
3) 加倉井さおり. その人の幸せな人生を応援する健康支援を. 産業保健と看護. 12 (1), 2020, 8-14.
4) 畑中純子監修. 健康診断・保健指導パーフェクト BOOK. 産業保健と看護 2019 年春季増刊. 大阪, メディカ出版, 2019.
5) 福田洋ほか編著. ヘルスリテラシー：健康教育の新しいキーワード. 東京, 大修館書店, 2019.
6) 足立淑子. 行動変容をサポートする保健指導バイタルポイント：情報提供・動機づけ支援・積極的支援. 東京, 医歯薬出版, 2007.
7) 畑中純子. 40Case で納得→実践保健面談 ABC：今日から使える！エキスパートの面談技術. 産業看護別冊. 大阪, メディカ出版, 2012.
8) 坂根直樹ほか. 質問力でみがく保健指導：特定健診・特定保健指導従事者必携. 東京, 中央法規, 2008.
9) 松本千明. 医療・保健スタッフのための健康行動理論の基礎：生活習慣病を中心に. 東京, 医歯薬出版, 2002.

（加倉井さおり）

Memo

3 オンラインでの 保健指導・健康教育の 進め方

はじめに

　保健師業務の2大柱とも言える保健指導と健康教育ですが、これらの対人保健サービスは従来、対面での実施がほとんどでした。しかし、2020年から地球規模で大流行した新型コロナウイルス感染症により、人と人とが対面して話をすることや、会場に集合して講話を聴くというスタイルでは実施しづらくなりました。

　保健師活動の核であるともいえる保健指導や健康教育は、不要不急のものではないとされ、しかし一気に広がったリモートワークの影響や、人と人とが切り離されるといった状況下で、心身の不調を感じる人たちが急増しました。必要な人への相談対応や、感染予防対策をはじめ、疾病予防に対する重要性からも、必要なヘルスリテラシーを獲得するための健康教育の実施はより重要性を増しています。

　その後、保健指導と健康教育をオンライン実施に切り替えて行われることが増え、対面での実施以上に活動の範囲が広がってきました。オンラインだからこそできることを味方につけて、ヘルスリテラシーを高めるための取り組みを考えてみましょう。

準備編

　オンラインでの保健指導や健康教育を実施するために、どんな準備が必要かを見ていきましょう。

1) インターネット環境

　前提として、インターネットが使用できる環境であることが必要です。特に、健康教育としてライブ配信を行う場合は、ある程度の速度で使用できることが求められますので、安定して配信するには光回線で有線接続されていることが望ましいです。無線だと接続状態が安定せず、途切れてしまうことがあります。やむを得ず Wi-Fi ルーターを無線で使用し、Zoom などの会議システムを使って大人数が参加する場合などは、送信速度が20〜30Mbps 以上ないと、送信する画像がカクカクしたり、画像が遅れてしまいます。

2) 機材の準備

　次にオンライン配信を行うために最低限必要な機材を紹介します。

必須のもの

・パソコン（カメラ・マイク内蔵のもの）：最近のパソコンには、ほとんどカメラとマイクが内蔵されています。パソコンに内蔵されていない場合は、外部接続のマイクとカメラが必要です。

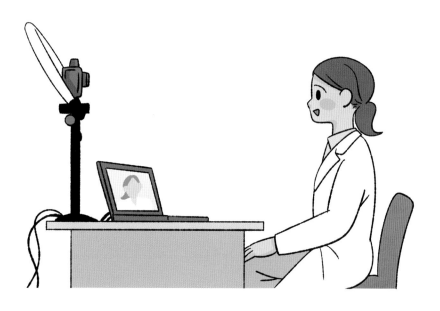

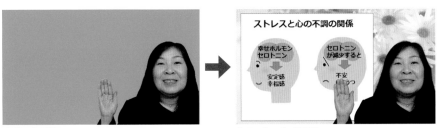

実際の撮影シーン　　　　　　　　　　クロマキー合成画面

図1　クロマキー

あるとよいもの

・照明：明るい部屋で、パソコンのカメラで自分の顔を映し出したとき、暗
　くならなければ照明はなくてもよいのですが、パソコンの設置場所によ
　っては逆光になってしまい、顔が真っ暗になることがあります。これを
　パソコンやスマートフォンで視聴する相手は見づらさを感じてしまいま
　すので、そんなときには、顔が明るく映し出されるような照明があると
　便利です。

・クロマキー（緑の布）：バーチャル背景を設定したい場合や、バーチャル背
　景の機能を利用して、スライドの前で講師が話しているように見せたい
　場合は、クロマキーがあると便利です（ **図1** ）。テレビでは天気予報な
　どでこの方法が用いられています。

3）Web会議システムのアカウントを作る

　オンラインでの保健指導や健康教育では、Web会議システムのアカウン
トが必要です。新型コロナウイルス感染症の予防対策として、三密を避け
るためのリモートワークや学校でもオンライン授業などが一気に広がった
影響で、さまざまなWeb会議システムが利用されるようになりました。ほ
とんどのWeb会議システムに無料プランがあり、パソコン版だけではなく、
スマホやタブレットでも利用することができます。使い方や機能はいずれ
もほぼ同じで、最大参加人数や無料版での使用時間などに若干の違いがあ
ります。全てのWeb会議システムを自分でそろえておく必要はなく、相手
が使っているもの、使いやすいものに合わせて、その都度無料版を使い分

表1 現在使用されている代表的な Web 会議システム無料版比較（2023 年 2 月現在）

	Zoom	Teams	Webex	Google meet	LINE ミーティング
最大参加人数	100 人	100 人	100 人	100 人	500 人
最大利用時間	40 分	60 分	50 分	60 分	時間制限なし
1:1での利用時間	40 分	60 分	50 分	24 時間	時間制限なし
画面共有[*1]	○	○	○	○	○
録画機能	○	×	○	×	×
バーチャル背景[*2]	○	○	○	○	○
チャット機能	○	○	○	○	○
ブレイクアウトルーム[*3]	○	○	×	○	×
市場シェア（2022 年時点）	55%	14%	7%	5%	—

（各製品の公式ホームページより抜粋）

＊1：資料などを画面で共有して全員で見ることができる機能
＊2：室内の生活感を見せたくない場合に、別の背景を差し込むことができる機能
＊3：参加者を少人数に分ける機能で、グループワークなどに利用することができる

けることで十分対応できます。

　表1に現在よく使われている代表的な Web 会議システムを紹介します。それぞれの特徴に合わせて使い分けてください。市場シェアを見ると、圧倒的に Zoom が使用されている割合が多いので、Zoom の使い方をマスターしておけば、ほぼ対応が可能です。他のツールも、アイコンの設置場所や名称が異なることはありますが、基本的な使い方は同じです。

　無料版では利用時間の制限を設けていることが多いので、1 対 1 の保健指導の場合は無料版でも十分ですが、制限時間を超える会議や主催者として健康教育を実施する場合は、有料プランを契約しておくことが必要になります。主催ではなく、会議の一参加者となる場合、研修に参加する側、または講師として登壇する場合は、先方にゲストとして招待してもらうと、こちらが使っているものが無料プランであっても大丈夫です。

　実際の保健指導や健康教育では、Zoom、Teams、Webex が使われている場合が多い印象です。LINE ミーティングは健康教育で活用されている印象はあまりないのですが、高齢の方でも LINE は使っているという方が多いため、個別の保健指導では結構使えるのではないかと思われます。特定保健指導を LINE で実施するところも出てきています。ただし、指導者側

はLINEのパソコン版をインストールしておく必要があります。

実践編

　続いて、実際に弊社で実施したオンライン保健指導と健康教育の実践例をご紹介します。

1）保健指導など、個別の面談

　画面共有機能を使って健康診断結果を双方で見ながら、1対1の保健指導を実施しました。健康診断の結果を健康管理システムに入力しておけば、健康診断結果の実物が手元になくても、過去の検査結果のデータや過去の保健指導内容を参照しながら、実施することができます。また、プライバシー保護のために、当該事業所に面談用のパソコンを置いた個室を準備してもらうとよいでしょう。

　事業所を訪問して対面で実施する保健指導では、当日出勤している従業員にしか実施できませんが、オンラインだと決めておいた時間にどこからでも入室することができるので、リモートワークや出張中の従業員でも保健指導や面談を実施できるというメリットがあります。また、遠方からの参加も可能なので、時差を考慮すれば、海外赴任中の従業員にも面談を実

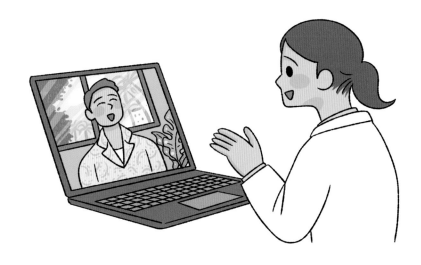

施することが可能です。

　健康診断後の保健指導以外にも、特定保健指導、高ストレス者、メンタル不調者、休職中の従業員の面談、高ストレス職場の管理職1 on 1も同様に実施することができました。特に、特定保健指導では、LINE公式アカウントから健康情報を配信し、面接で立てた目標が達成できるようにフォローすることもできました。

2）健康教育

　オンライン会議システムを使い、「オンライン健康教育」として実施しています。対面の集合型での健康教育では、受講生の反応を見ながら臨機応変に対応しやすいですが、オンラインで進める場合、臨場感に欠ける点は否めません。そこで、健康教育をオンラインで実施する際に注意すべきことをまとめてみました。

私の駆け出し時代 🏃

　保健所に就職したばかりの22歳、健康教育デビューは母親教室でした。妊娠・出産の経験もない新米保健師ですが、当時から人前に立つことは大好きでした。学生時代にレクリエーションリーダーをしていた私は、参加者の反応を見て声をかけ、まさにライブ！　場が与えられることこそ私のモチベーションの源なのです。

　ある日、健康教育に＋αで、手話を入れたダンスを踊りました。そのとき、ある女性が駆け寄ってきました。抗がん剤の副作用で毛髪が抜けたその方は、「感動したときにも涙が出ることを思い出しました」と声をかけてくださいました。後日、「抗がん剤で辛い治療を受けるときにはあなたのダンスを思い出していました」と手紙が届きました。

　健康教育が（ダンスが？）その人が治療を頑張る力になったことがとてもうれしかったです。人生に小さな違いをつくることを実感したエピソードとして、私の健康教育を今でも支えています。

①画面共有する資料作成時に注意すること

受講生は一定時間、パソコンやスマホの画面を見ることになるため、文字が小さかったり、スライド1枚にたくさんの情報を詰め込み過ぎると見にくくなり、目が疲れやすくなります。スマホで資料を閲覧することも考慮に入れて、文字は大き目にし、情報量はスライド1枚につき1つとします。また、イラストや写真、動画を使うなど、わかりやすく、集中しやすいように工夫しましょう。

② Web会議システム内の機能を使い、メリハリをつける

いったん画面共有したら、講義の最後まで共有したままで進めるのではなく、ときどき共有を解除して受講生とやりとりをしたり、表情を確認するなど、画面共有のON‐OFFを、タイミングを切り替えてメリハリを出すと受講生が飽きることなく集中できます。

また、リアクションボタンやチャット機能を使って質問に回答してもらったり、講義中に投票機能やアンケート機能を使って、受講生に「○○について、どう思いますか?」などの質問と選択肢をつけたアンケートを実施すると、参加者の属性や傾向を知ることができます。また、その結果を瞬時に受講生にも共有することができます。

③ブレイクアウトルームを活用したグループワークやロールプレイの実施

一方的な講義では単調になりがちですが、適宜グループワークを入れることで、受講生自身が参加できる内容にすることができます。ブレイクアウトルームは、少人数のグループに分かれる部屋を作ることができます。課題を与えて、一定時間、小グループで話し合ったり、ホワイトボードを画面共有をしながらワークを行うことができます（ **図2** ）。

3) 動画による健康教育

1動画あたり10分前後の動画を作成し、この動画コンテンツを格納した簡易のe-ラーニングサイトを提供しています。e-ラーニングサイトでは、単純に動画視聴ができるだけのサイトから、ご要望に応じて、受講生がどこまで受講したかがわかる進捗状況の管理や、理解度を確認する小テスト

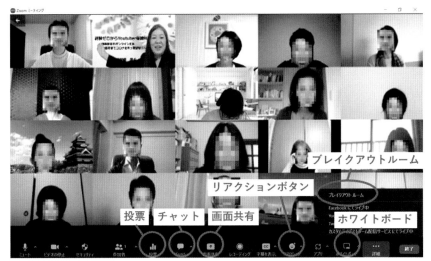

図2 オンラインの健康教育でよく使う Web 会議システムのツール
写真は Zoom の機能を紹介しています

を設置することができます。また、作成した動画を DVD で納品することもでき、コンテンツを自社のイントラネットで一定期間視聴できるようにすることも可能です。オーダー内容に沿った動画撮影、編集、字幕付け（聴覚障がいを持つ従業員が視聴することもあるので）までワンストップで実施しています。動画による健康教育を実施する際の注意点をまとめてみました。

①見やすくする工夫を

オンラインでの健康教育で資料を作るのと同様、スマホで視聴することを前提に、文字を大きめにし、1 枚のスライドに情報を詰め込みすぎないようにしましょう。

②健康教育の録画を活用

カメラやマイクを高機能のものにすると、より動画のグレードが高くなりますが、簡単に作成しようと思えば、オンラインで健康教育を実施するときに録画しておき、それを少し編集することで、動画コンテンツとして何度も視聴することができます。オンラインでの健康教育は録画しておくようにしましょう。

表2 動画作成時に使えるソフト

動画撮影・配信	OBS Studio	撮影、配信用のアプリ。 クロマキー合成や、ピクチャーinピクチャーなどの合成ができる。
編集ソフト	・Windows ビデオエディター ・Mac iMovie ・DaVinci Resolve （Windows・Mac 共通） ・スマホにも編集アプリがいくつかある	不要なところをカットする、字幕をつけるなど簡単な編集ができる。
字幕付け	自動字幕生成ツール「Vrew」	動画を Vrew 内に入れると音声を文字に変換できる。変換ミスや漢字の間違いなどを修正するだけで字幕がつけられる。
動画視聴サイト	YouTube	YouTube チャンネルを作成すると動画をアップロードできる。ただし、無料視聴のみで販売することはできない。
DVD 作成	パソコンの光学ドライブ	MP4 データを焼き付けることができる。
	DVD Styler	家庭用 DVD プレイヤーで再生できる形式で出力できる。

③**動画作成時に使えるソフト**

表2 に動画作成時に使えるソフトについてまとめました。無料版がいくつかあります。

4）オンライン保健室

　動画による健康教育やオンライン健康教育、ブログを使った啓発、オンラインでの保健指導が予約できる予約サイトを組み合わせて1つのサイトにまとめ、オンライン保健室として企業ごとに提供しています。

まとめ

　オンラインの健康相談や健康教育には、感染リスクが回避できるばかりでなく、会場の確保や交通費が不要、時間さえ合えば遠隔地でも実施できるというメリットがあります。民間の大手企業ではオンラインシステムがかなり整備されていますが、中小企業、小規模事業所や行政では、整備状況にはかなりの格差があります。オンラインによる健康相談や健康教育を

私の情報収集術 ⓘ

　私の一番の情報源は、日々の何気ない出来事です。それを元に健康行動結びつけることができるネタになるか？　ひらめいたことをネタ帳にまとめています。

　次にテレビドラマです。ドラマはそのときの人々の共感を呼ぶものがテーマになっていて、より共感を呼ぶように練られています。私はドラマから表現方法を学んでいます。

　先進的な取り組みを学ぶなら学会。現場の保健師が工夫を重ね、成果を出した実例の宝庫が学会です。残念ながら本はあまり読まないのですが、株式会社法研の「へるすあっぷ21」は、一般の人が読んでもわかる言葉で書かれているので、そのまま保健指導や健康教育に使えたりします。

　私たち保健師の役割は、大切なことをわかりやすく、自分事として共感し、小さな違いをつくる行動変容の一歩を踏み出すことを後押しすることです。健康のことにちょっと詳しい近所のおばちゃんのように、人の生活の中に溶け込む形で健康情報を届けたいですね。

導入するにあたっては、こうしたハード面の整備という課題があります。また、保健サービスの提供者である保健師にも、オンラインツールの活用に関してはまだその知識や技術に差があることも否めません。

　新型コロナウイルスは今後、2類感染症から5類感染症に変更されますが、ここ数年で一気に進んだオンライン化はとどまることはありません。言い換えれば、新しい保健師の働き方として、オンラインによる保健サービスはいずれ必須となることが予測されます。今後は、オンラインサービス提供と合わせて、保険医療の専門職が、オンラインでの健康相談、健康教育が実施できるように教育していくことが必要であると考えます。

（徳永京子）

4 生活習慣病に直結する リスク①飲酒： 女性従業員への支援

はじめに

お酒は、私たちの生活に豊かさと潤いを与えてくれますが、不適切な飲酒は個人の健康問題であるだけでなく、社会生活にも影響を及ぼします。令和元年国民健康・栄養調査[1]において、「月に1日以上の頻度で飲酒をする者」の割合は、男性62.0％、女性29.8％であり、男女とも過去の調査より低下傾向にありました。しかし、「飲酒習慣のある者（週3日以上、1日1合以上飲酒する者）」の割合は、男性33.9％、女性8.8％であり、男性は低下傾向にあるものの、女性は上昇傾向にあります。さらに、多量に飲酒する人の状況については、男性14.9％、女性9.1％[1]であり、こちらについても女性が有意に増加している状況です。

働く世代は、仕事はもちろん、プライベートにおいても重要な役割を担っていることから、「今（この時）健康に問題なければよい」ということではなく、将来にわたるアルコールによる健康障害の発生を予防しなければなりません。中でも女性は、月単位で、そして人生の中のイベントによって、身体やメンタルが大きく変化します。本稿では、女性従業員への飲酒支援についてご紹介します。

ジェイティ健康保険組合（以下健保）との コラボヘルス

特定健診・特定保健指導は保険者に実施義務があり、実施率向上のためには事業主との連携（コラボヘルス）が重要です。日本たばこ産業株式会

社においても、2008 年よりジェイティ健康保険組合（以下健保）とのコラボヘルスが始まりました。弊社では、全国 11 箇所に点在する産業看護職は、健康診断に基づく保健指導を全従業員を対象として実施していることから、事後措置と特定保健指導を一体的に実施することとなりました。

　しかしながら、特定保健指導は事後指導などと若干観点が異なる部分もあることから、健保と共同し、ツールとして冊子『マイヘルスプロモーション』（My Health Promotion、以下 MHP）（図1、2）を開発して、従業

おすすめコース紹介

健診結果に所見があった方や、日頃から不調を感じている方へのおすすめコースです。チャレンジする際のご参考に、ぜひご活用ください。

●健診所見別&解消目的別

健診所見別&解消目的別 ＼ コース名	野菜を先に食べよう	食物繊維をとろう	塩分を減らそう	コレ捨てロール	eラーニング「がんについて深く学ぼう」	乳がん自分でチェック	朝食を食べて元気	歯ッピー	ぐっすり睡眠快適	手洗い消毒	休肝日
肥満・肥満気味	○	○	○	○			○				○
血圧が高い	○		○	○							○
中性脂肪・LDLコレステロール値*1が高い	○	○		○							○
HDLコレステロール値*2が低い	○	○		○							
尿酸値が高い	○	○		○							○
血糖値が高い	○	○		○				○			
肝機能のγ-GTPが高い				○							
脂肪肝の傾向があるといわれている肝機能（GPTがGOTより多い）	○	○		○							○
不整脈の傾向がある			○	○							
貧血であるヘモグロビンの値が低い							○				
胃腸が弱い							○				
食生活が不規則	○	○	○	○			○				
がんが心配		○		○	○	○	○				
歯や歯ぐきが弱っている							○	○			
ゆっくり休んだ気がしない									○		
すぐ風邪をひく		○					○		○	○	
基礎体力が落ちた運動不足気味だ											
目が疲れる									○		
気分がおちこむ									○		
腰痛・肩こりなど体のあちこちが痛む									○		

※1 LDLコレステロール（悪玉コレステロール）　※2 HDLコレステロール（善玉コレステロール）

⚠ こんなときは、運動を中止してください。また慢性疾患のある方は、かかりつけ医と必ず相談してください。

運動開始前　①足腰の痛みが強い　②熱がある　③体がだるい　④吐き気がある、気分が悪い　⑤頭痛やめまいがする　⑥耳鳴りがする　⑦過労気味で体調が悪い　⑧睡眠不足で体調が悪い　⑨食欲がない　⑩二日酔いで体調が悪い

・5・

図1　コース一覧（冊子『マイヘルスプロモーション』より抜粋）

My Health Promotion 2022 一般コース用記録紙

コース	基本項目 達成目標	月 1	2	3	4	5	6	7	8	9	10	11
野菜を先に食べよう	20日以上											
食物繊維をとろう	20日以上											
塩分を減らそう	20日以上											
コレ捨てロール	20日以上											
eラーニング「"がん"について深く学ぼう」「セルフケア」	1回以上	eラーニングを実施した日：「"がん"について深く学ぼう」コース 2022年										
乳がん自分でチェック	3週以上											
朝食を食べて元気	20日以上											
歯っピー	20日以上											
ぐっすり睡眠快適	20日以上											
手洗い消毒	20日以上											
休肝日	3週以上 休肝日達成の有無											
ウォーキング	20日以上											
階段を使おう	20日以上											
見ながら運動	20日以上											
スポーツいろいろ	3週以上											
あいさつ&スマイル	20日以上											
目の疲れいたわり	20日以上											
肩こり腰痛スッキリ	20日以上											
心のリフレッシュ	20日以上											
自分で作ろう	日・週以上											
基本項目												
メタボコース イケてる王子・王女と呼ばれたい	20日以上											
メタボコース お手軽すっきり	20日以上											
メタボコース 健康マイプラン	20日以上											
メタボコース お腹ぽっこり解消	20日以上											
特定健診・男女がん検診等	会社実施の健康診断・特定健診・歯科健診またはがん検診を受ける	備考欄に⑭										
備考												

図2 MHP 記録用紙（一部）

員が全国どこで働いていても、また異動に伴う環境変化があったとしても、同様の健康支援が受けられるようにしています。さらに、事業所が企画するグループ支援（ICT 含む）についても、必要な物品購入など、役割を分担し展開しています。毎年、健保より特定健診・特定保健指導の結果と併せて医療実態把握レポートの報告を受け、健康課題について PDCA サイクルを回しながらコラボヘルスに取り組んでいます。

適正飲酒に向けた飲酒支援の実践

1）産業看護職の知識とスキルアップ

　適正飲酒に向けた飲酒支援では、健診結果をスクリーニングし、アルコール健康障害の発生や進行、飲酒行動の改善を目的に、減酒支援（ブリーフインターベンション）を実施しています（図3）[2]。成果を上げるためには、個人のライフスタイルや働き方（シフト、フレックスなど）に応じた、オーダーメイド化した提案をもって、限られた時間内に効果的に介入することが必要です。全国の産業看護職が同じツールであるMHP、AUDIT（アルコール使用障害同定テスト：Alcohol Use Disorders Identification Test）などを活用することで、節度ある適量飲酒に向けた支援の質が担保できます。また、初回面談と継続面談において異なる産業看護職が担当した場合にも、支援内容を電子カルテにより引き継ぐことができます。

支援初日	【ステップ1】 普段の飲酒 の評価	・普段の飲酒状況をあらためて確認します。AUDIT質問1〜3の内容が有用です。 ・この情報をもとに減酒目標を作るため、できるだけ具体的に聞くことが重要です。
	【ステップ2】 飲酒問題の 評価と整理	・対象者に、お酒の飲み過ぎが原因と思われる問題があるかを質問します。 ・対象者が自ら問題を認識していれば、整理して共有します。 ・もし対象者が問題を認識していないのであれば、飲酒の害に関する教材を活用して気づきを促しながら問題点を整理していきます。
	【ステップ3】 減酒の提案 と目標設定	減酒を提案し、対象者に合う方法をともに考え、対象者自ら書き出してもらいます。 ・具体的な減酒目標を立てます。例）週に2日休肝日をつくる、多く飲む日でも日本酒3号までにする ・その日から早速、「飲酒日記」をつけることを促します。 ・次回面接日を設定し、その日まで日記をつけ目標の達成を目指すよう、励まします。
支援2回目	【ステップ4】 フォローアップ 支援	・支援初日から今までの飲酒状況について、「飲酒日記」を見ながら話し合います。 ・減酒できていれば努力を賞賛し、できなかった場合はその理由を話し合います。 ・飲酒日記をつけていなかった場合には、「なぜつけなかったか、なぜつけたくないのか」という点に立ち返って話し合い、再び取り組むことにつなげます。

目安：2〜4週間後

図3 減酒支援（ブリーフインターベンション）の具体的な手順（文献2より転載）

AUDITでは、ブリーフインターベンションの3つの構成要素（フィードバック・アドバイス・ゴールセッティング）に沿って従業員の自己決定を重視し、「何を制限するか」ではなく「続けられるか」を意識し、取り組んでいます。しかしながら、何度も対象となるリピーターへの支援は大きな課題となっています。そこで、11カ所に点在する産業看護職が、年に1度、産業保健活動を報告し、新しい情報やツール、健康アプリの運用などでGood practiceを共有し、知識やスキルのブラッシュアップに努めています。

2）従業員一人ひとりに寄り添ったかかわり

職場では定期健康診断および特定健康診査を実施していることから、アルコール関連問題の早期発見と適切な介入が可能です。従業員のヘルスリテラシー向上に向け、アルコールと健康問題について、適切な判断ができるよう正しい情報を提供し、自身の健診結果と飲酒習慣とを照らし合わせ、自分の飲み方の危険度を知り、オーダーメイド化した継続的なかかわりが重要となります。

Case

Sさん、女性、44歳

職業	製造業、三交替勤務
家族構成	夫単身赴任、子どもなし
現況	毎日飲酒（自宅、酎ハイ9% 500mL 2本／回）

初回面談（リモート）：所要時間30分

Sさんの健診データを 表1 に示します。現状の問題を見極めるため、AUDIT得点や純アルコール量の回答を見ながら、お酒の飲み過ぎが原因だと思われる問題がないかについて質問します。面談は限られた時間であること、そして問題点や原因を明らかにしたいということから、Check（評価）から開始します。

表1 定期健康診断結果

検査項目	結果
BMI	22.1
腹囲	74.9cm
血圧	135/86mmHg
糖尿病関連	空腹時血糖 96、HbA1c 5.9
脂質	TG 102、LDL 145、HDL 41
肝機能	GOT 48、GPT 40、γ GPT 112
尿酸	6.0
自覚症状	朝方調子が悪いときがある 月経不順がある 中途覚醒がある
治療歴	なし
喫煙歴	あり
特保階層化	情報提供

フィードバック

　Sさんへ、アルコール関連検査項目で所見があることを説明したところ、日常生活に支障もなく「健康です」とのリアクションでした。そこで、AUDITを使用し、普段の飲酒状況をあらためて確認したところ、「AUDIT19点」「純アルコール量72g/日」でした。女性の飲酒では血中アルコール濃度が高くなりやすいこと、乳がんなど女性特有の疾患リスクを増大すること、早期に肝硬変やアルコール依存症になりやすいことなど、特有のリスクがあることなどについてエビデンスを示し、飲酒に関する認識について一緒に整理しました。

　Sさんは、生活行動のパターンとして、「毎朝すっきりと目覚めることはない」「夕方になると飲酒するために水分摂取を控える」「帰っても話す相手がいない」などを語ってくれました。一人の時間の過ごし方について受容する姿勢と共感を示し、多量飲酒におけるリスクについて確認しました。

アドバイス

　アルコール依存症の疑いがあるものの、現状と自己認識とのギャップがあることから、健康問題に着目するのではなく「健康」を意識した説明を行い、「断酒」ではなく「減酒」を目的として、減酒することによる身体問

題のリスク回避について伝えました。しかしSさんは、「アルコール度数を下げると酔わないため、本数が増えるとお金がかかる」「飲まないと寝つきが悪い」という反応でした。そこで、健康や美容など興味のあることを探り、本人が意識していなかった健康行動（食事量の調整や野菜を中心とした食事など）について「誉め」と「励まし」を織り交ぜ、自己効力感が高まるよう対話しました。減酒する苦労に共感し、対象者が自分の状況に合った選択を自らしてもらえるよう、友好的な雰囲気となるよう意識しています。

ゴールセッティング

Sさんは、飲み過ぎであると思ってはいたものの、一人では「減酒」への行動変容が難しいと感じていることがわかりました。自分の飲酒習慣を変えたいと思っている人は、毎日の飲酒を正直に記録することが休肝日への第1歩となります。そのため、いくつか目標を挙げて、自身に最も適した方法を選択してもらい、MHPの「休肝日コース」と記録（ 図2 ）を使用することを提案しました。目標として、①休肝日1日／週、②缶チューハ

私の駆け出し時代 🏃

　産業看護職として働き始めて2年目のある日、健康診断事後措置のため、福井県にある事業所（私の勤務地は愛知県です）を訪問しました。面談を行って行動変容に向けて「運動しましょう」「お酒やめましょう」と伝えるも、「通勤に2時間かかるから運動は無理」「通勤電車で飲むことが楽しみ」という反応に、エビデンスに基づいた説明と提案ができず、落ち込みました。面談を終え、帰りの電車を待っていたとき、反対側のホームから私を呼ぶ声が……なんと、先ほどの従業員が手を振っているではありませんか!?　私のいるホームに来られ、「今日はありがとうね。お酒、なるべく控えるから（笑）」と、福井名物の焼き鯖寿司と温かいお茶を手渡されました。社会人としても、産業看護職としても未熟な私を励ましてくださったのです。私は、正しく伝えることのできる産業看護職になりたい！頑張ろう！と思ったこのエピソードを、20年経った今でもときどき思い出します。

イ5%500mL 2本／日と設定し、6週間後、継続面談の約束をしました。

中間面談（対面面談）：初回面談から6週間後

フィードバック

　Sさんは、休肝日とした翌朝は倦怠感なくすっきりと目覚めたと話してくれました。記録内容から、飲んだ種類と量がわかり、自分が立てた目標を記録することで、目標に向かっての思いや感想を確認できました。目標①は達成していましたが、目標②は7割の達成でした。ストロング系缶酎ハイを切り替えたこと、そして、休肝日を設けたことに対して「すごいですね！」「7割達成しましたね！」と言葉で伝え、6週間の取り組みについて誉めました。

アドバイス

　目標への取り組みは、身体的なリスク回避となっていることを伝え、健康行動の継続を提案しました。また、目標が100％達成していなくとも、継続することで適正飲酒量に近づくことを共有しました。早番シフトのときには、休肝日を増やすことができるけれども、深夜番シフトのときには寝つきをよくするために毎日飲酒となっている生活パターンを考慮し、今後の目標設定について継続か変更かを尋ね、自己達成が可能なほうを選択するよう伝えました。

ゴールセッティング

　Sさんは、目標と飲酒記録を継続することを意思決定され、8週間後に面談のお約束をしました。

評価面談（対面面談）：中間面談から8週間後

フィードバック

　年末年始の長期休暇をきっかけに、飲酒記録をやめてしまっていました。また、飲酒記録をやめると同時に、休肝日もなくなっていました。Sさんは「記録をつけないといけないと思いつつ、明日書けばいいと思っていたら、書かなくなってしまった」と、多量飲酒を認識していながらも、「お酒を飲

まないと夜が長い」「深夜番明けは、寝つきをよくするために毎日飲んでた」と理由を教えてくれました。

そこで、シフトごとの飲酒量（純アルコール量）を再計算し、これから飲むも飲まないもSさんの選択であることを伝え、定年までの就労年数と、これから迎える更年期は、エストロゲンが急減に減少することにより身体の不調（睡眠障害、ホットフラッシュ、肌の乾燥、抑うつなど）が現れやすく、また、糖質の高いアルコールを摂取することで体重が増加すること（ボディイメージの変化）など、これからの健康について説明しました。

アドバイス

Sさんの、目標に取り組まなかった行動について否定せず、飲酒量を減らす方法が確立できるよう、継続して支援することを伝えたところ、もう一度減酒に取り組むことを決定されました。また、「次回の支援までの期間が長いと、減酒を止めてしまうと思う」と語ってくれたため、飲酒記録の提出間隔や方法などを相談しました。

ゴールセッティング

目標変更せずに取り組むことを選択しました。飲酒記録は次年度の健康

私の情報収集術 ⓘ

産業保健にかかわる情報は日々更新され、あふれる情報の中からエビデンスを得ることは容易ではありません。私は常に「私一人の情報収集には限界がある！」と意識し、研修や学会へは半期に一度参加するようにしています。得た情報は形知化し（研修報告書や資料解説など）、同僚や産業医へ共有しています。知識の共有化は、職場において「共育（ともいく）」の意識が高まることとなり、同僚が得た情報から学ぶ機会も増えました。また、恩師や学友との定期的な交流は、産業看護職としての視座を高く、視野を広くするための内省の場となっています。最近では、日本各地でご活躍されている産業看護職との交流会（ご紹介：「おとなの保健室」https://lin.ee/lqiQRPw）なども、学ぶ刺激となっています。

診断まで継続することとし、毎月末、産業看護職へ記録を提出することを約束しました。

　今回紹介したＳさんのような女性従業員もそうですが、節度ある適度な飲酒を習慣化することは困難です。しかし、産業保健に身を置く産業保健看護職だからこそ、従業員が入社から退職するまで継続して寄り添う支援ができます。「今（この時）健康問題がないからよい」ということではなく、生活習慣病予防や心理社会的なリスクの回避に向け、繰り返し飲酒支援に取り組むことが重要だと考えています。

おわりに

　飲酒支援は、一人ひとり状況や背景が異なります。コロナ禍となり、機会飲酒が減っている状況ではありますが、その反面、自宅で飲む飲酒量の増加、ストロング系への切り替えなど、飲酒行動は２極化している状況です。また、働く女性の役割は公私ともに重要であり、女性従業員がより健康でいきいきと働くためには、個人だけではなく、個人の置かれている環境要因が影響することをも理解し、全人的に捉え、産業保健チームの一員として活動することが重要です。本稿では女性従業員の事例をご紹介しましたが、多量飲酒習慣のある従業員へは、性差問わず健康行動が定着するまで PDCA サイクルを回し、定年まで寄り添い続けたいと考えています。

【引用・参考文献】
1）厚生労働省. 令和元年国民健康・栄養調査報告. 2020.
　　https://www.mhlw.go.jp/content/000710991.pdf
2）厚生労働省健康局. "別添 2：保健指導におけるアルコール使用障害スクリーニング（AUDIT）とその評価結果に基づく減酒支援（ブリーフインターベンション）の手引き". 3 標準的な健診・保健指導プログラム. 平成 30 年度版. 2018, 3-97.
3）厚生労働省. 特定健康診査・特定保健指導の円滑な実施に向けた手引き（第 3.2 版）.
　　https://www.mhlw.go.jp/stf/seisakunitsuite/bunya/0000172888.html
4）ジェイティ健康保険組合.
　　https://www.jtkenpo.jp/（2023 年 2 月 10 日アクセス）
5）厚生労働省. 特定健診・特定保健指導について.
　　https://www.mhlw.go.jp/stf/seisakunitsuite/bunya/0000161103.html
6）中山和弘. これからのヘルスリテラシー：健康を決める力. 東京, 講談社, 2022.

（畑中三千代）

PART 2 — シーン別支援のポイント

Health Literacy 5

生活習慣病に直結する
リスク②喫煙：
労働衛生機関による支援

事業場の禁煙支援を後押し！
目指せ従業員のヘルスリテラシーアップ

　みなさまは、喫煙対策プロジェクトをどのように推進していますか。社会福祉法人聖隷福祉事業団保健事業部では、に示す枠組みで事業場の禁煙施策を支援しています。事業場内の喫煙対策の意思を固め、プロジェクトの準備、実施、評価のステップで円滑に機能し成果が出てくるようであれば、プロジェクトメンバーと協議を重ね、PDCA を回しながらさらに

STEP1　プロジェクトの準備

①プロジェクトチームの発足
②タバコの害と受動喫煙を知る
③職場内の喫煙の現状の把握
④プログラムの企画・立案
　・受動喫煙対策
　・禁煙支援施策

↓

STEP2　プロジェクトの実施

①プロジェクト実施の告知
②プロジェクトの実施
　・相談窓口の設置とフォロー
　・アンケートの実施
　・禁煙プログラムの紹介・導入

↓

STEP3　プロジェクトの評価・継続

①事後アンケートを取り、データ化する
②プロジェクトの評価を行い、次年度の立案につなげる

　事業場の禁煙施策支援の枠組み

進めていきます。一方で、喫煙対策が思うように進んでいかないなど、モヤッとした思いを感じる場合には、解決の糸口を見つけるため、どのSTEPに課題があるかを明確にします。

本稿では、当事業部の禁煙推進チームが事業場の担当者（事務職）と共に喫煙施策を開始した事例を紹介します。チームで取り組む禁煙支援の一助になれば幸いです。

中規模事業場が喫煙対策に動き出した！　事業場と共に進める労働衛生機関による集団支援・個別支援

A事業場の特徴と支援の概要を **表1** にまとめました。ここでは例年4〜6月にかけて健康診断を実施しています。

禁煙意思ありが3.5倍に

健康診断結果の集計を見て、とてもうれしくなりました。それは「禁煙意思あり」と答えた人が、支援前の8.9%から、支援後は32.1%に増加していたからです（**図2**）。禁煙意思のある人が増えた理由について、A事業場の担当者からは「健康のためにやっていこうという、会社全体の士気が高まっている」「禁煙だけでなく、いろいろな健康教育を取り入れながら進めてきたことがこのような成果につながった」という声が聞かれました。実際に禁煙につながったのは4名でした。喫煙率は27.2%であり、全国喫煙率16.7%と比べても高い状況です。禁煙意思のある人が増えてきたものの、継続した支援が必要です。

表1 A事業場の特徴と支援の概要

A事業場	製造業
平均年齢	男性43.2歳、女性41.9歳
男女比	9：1
産業医	嘱託産業医
産業保健師	当事業部より派遣（2021年度〜）
衛生管理者	当事業部より派遣（2021年度〜）

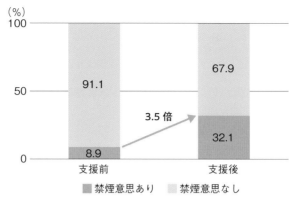

図2 禁煙意思ありの変化

健康への関心

　A事業場にて、健康に関心があると答えたのは男性82.8％、女性95.2％でした。関心の高い項目は運動が最も多く、次いで食生活、体重、ストレス、飲酒、喫煙の順でした。喫煙に関心があると答えたのは男性12.1％、女性4.8％でした。今後の課題は、喫煙に関心のある層を分析し、詳細を把握した上でアプローチすることです。

禁煙対策が動き出す

　2021年11月、担当者から喫煙対策の相談があり、衛生管理者と共にオンライン打ち合わせを行いました。その際、事業場の禁煙施策支援の枠組み（**図1**）に沿って、事業場内でのプロジェクト化（禁煙支援の仲間づくり）と、当事業部のような外部労働衛生機関の活用（専門職との連携）を提案しました。

喫煙対策のPDCA

　2021年7月から健康経営の取り組みを本格化させました。その後、A事業場と当事業部が連携し、喫煙対策を行った経過を、事業場の禁煙施策支援の枠組み（**図1**）と合わせて示しました（**表2**）。

表2 喫煙対策の経過と枠組み

時期	A事業場	当事業部	枠組み
2021年11月	喫煙対策の検討開始	喫煙対策のプロジェクト化 外部資源の活用を提案	STEP1 ① 〜④
2022年1月	講演実施 　対象：喫煙者 　内容：近年のタバコ事情 　　　　職場でタバコ対策をするメ 　　　　リット 　方法：オンライン講演 　　　　＋オンデマンド配信	講演（30分間）	STEP1 ④ STEP2 ①
2022年2月	講演参加者へのアンケート実施 禁煙相談希望者を募集	オンライン講演 オンデマンド配信 アンケート結果確認	STEP2 ② STEP3 ①②
2022年3月	健康コラムの検討	テーマと年間スケジュール の提案※図3	STEP3 ②
2022年4月	健康コラム実施を配信	月1回健康コラムを作成 し提供※図4	STEP1 ④
2022年6月	禁煙相談対象者の決定	禁煙相談10名実施	STEP2 ①② STEP3 ①②
2022年12月	講演実施 　対象：喫煙者 　内容：事業場の喫煙実態 　　　　タバコ対策が必要な理由 　　　　禁煙するための方法 　方法：オンデマンド配信		STEP2 ①② STEP3 ①②
2023年1月	健康コラムの検討	テーマと年間スケジュール の提案	STEP1 ④
2023年2月	オンデマンド配信	講演（20分間） オンデマンド配信	STEP1 ④ STEP2 ①②
2023年3月	オンデマンド視聴状況確認 講演アンケート実施		STEP2 ①② STEP3 ①②
2023年4月		アンケート結果確認	STEP3 ②

講演の実施

　初回のタバコに関する情報提供のスタイルは、担当者と協議の上、講演に決まりました。対象者の選定も担当者と何度もやり取りを重ね、最終的に事業場の状況を鑑みて、喫煙している従業員としました。参加者のヘルスリテラシーを高めることを念頭に置き、タバコに関する正しい情報を得られること、その上で禁煙に気持ちが傾くことの2点を中心に内容を厳選

しました。

　対象者の業務内容や配置先が同一ではないため、自席にパソコンのある従業員はオンライン講演（LIVE視聴）を、当日視聴できない従業員にはオンデマンド配信（後日視聴）をといった形で視聴環境や方法に工夫しました。また、戦略として安全衛生委員会や管理監督者の会議にて周知するなど、事業場の特徴を把握している担当者の工夫と働きかけにより、対象者全員が参加しました。

講演後のフォローアップ

　集団支援だけで終わりにせず、希望者を対象に禁煙相談を実施する仕組みも整えました。講演の終盤で禁煙相談に関するアナウンスを行い、アンケートを利用して希望者を募り禁煙相談を実施しました。その1事例を紹介します。

> **Case**
>
> ### 男性、40代
>
> **喫煙歴**　紙タバコ10〜15本／日、20年間

　支援者は相談者との信頼関係を築くことを大切にし、以下の点に留意しながら面談を進めていきました。

①面談に来てくれた前向きな行動を賞賛する

②タバコについて話し合う面談であることを説明し同意を得る

③タバコと生活習慣病の関係について健診結果を踏まえて伝えることを説明し同意を得る

禁煙相談を希望した理由は？

　もともと禁煙する意思はなく、一度も禁煙に挑戦したことはなかったが、講演を聞いて金銭面が気になったから

生活の中でタバコを吸うタイミングは？

　職場で仕事が行き詰まったときや、一区切りついたときに吸うことが多い

どのような気持ちで吸っているか？

　切り替えのために吸っている

大切な方は禁煙をどう思うか？

　家族は喜ぶと思う。子どもたちは学校で禁煙教育を受けており、「タバコはやめて」と言う。やめられるものならやめたいと思っているから、禁煙する方法を知りたい

　支援者は、子どもたちのためにも健康で働き続けてほしいことを伝え、個人の健診結果に基づき、タバコが動脈硬化などのリスクであることを助言し、禁煙煙外来の内容や料金、ガムやパッチなどの禁煙補助薬について情報提供を行いました。また、いつでも気軽に相談してほしいことを伝えました。相談者からは、「今まで全く禁煙に挑戦したことがないから、どのくらい離脱症状が出るのかもよくわからないけど、家で吸う10本を5本に減らすことならできそう」という声が聞かれました。

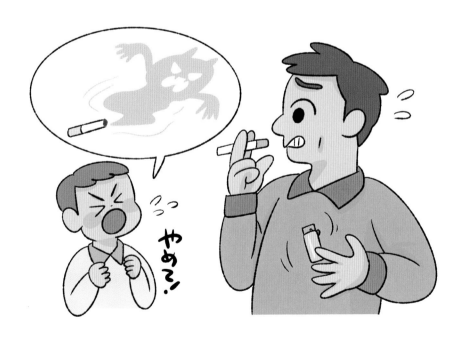

動機づけ面接法を取り入れた個別支援

　動機づけ面接法は、依存症や司法の領域から広まったとされ、従来の面接法と比べて怒りなどの非協力的な感情や態度を持つ人にも有効で、支援者側の消耗も少ないと考えられています。

　動機づけ面接法では、相手の中にある両価性（変わりたい気持ちとこの

私の駆け出し時代

　私は「学び直し」で看護職になりました。当時はリカレント教育やリスキリングといった言葉自体、一般的ではなかったため、社会人経験者が年齢の離れた学生たちに紛れ、大学で学ぶ姿は珍しいものでした。卒後は疾病予防への興味関心が高まり、総合病院勤務を経て現職に就きました。

　当事業部には、保健指導とは何かを一から学ぶことができる教育制度があります。組織的に専門職のスキルアップを支援する環境に支えられてきましたが、学んだことを実践してみるものの「はい、禁煙します！」と言ってくださる方は現れず、それどころか「禁煙する気はないので、タバコの話はいいです」と、最後まで話を聞いてもらえないことも少なくありませんでした。

　駆け出しの頃の禁煙指導を振り返ってみると、知識も浅く未熟だったため、自らもダメージを負い、相手も傷つけてしまう、どちらにとっても辛い時間だったように思います。禁煙指導に対して苦手意識が増すばかりでしたが、そのような中、看護部門に禁煙推進チームが発足し、そのチームリーダーを任されるという転機が訪れます。ここから、勉強会へ参加するなど自発的な学習を進めていきました。徐々に知識（武器）を上手に伝える方法（技術）、タイミングがわかるようになってきました。今では喫煙者の思いをうかがうこと自体も禁煙支援になるということが腑に落ち、身構えることなくあらゆる場面で声かけができるようになりました。相手の反応はさまざまですが、評価や否定をせずありのまま受け止めるよう努めています。これからも相手の価値観やステージによって禁煙支援を工夫していきます。

ままでいたい気持ち）を捉えます。「タバコをやめたいけどやめられない」
という喫煙者の声は、両価性であると言えます。このように、相反する気
持ちを持つ喫煙者に対して、「タバコを吸い続けると、がんになりますよ」
といった脅しにもとれるような一方的な助言をすることや「社会的に禁煙
の流れになっているにも関わらず、タバコを吸い続けているわけだから、
やめられるわけがない」といったレッテル貼りをすることは、支援者の発
言や姿勢としてふさわしくありません。自らを変化させることができる相
手に対して、警告、脅し、非難、レッテル貼り、同情、指示、説得、無許
可の助言などは、支援者と相手が共に苦しくなる原因となるため、注意が
必要です。

　禁煙に関する個別支援では、相手の自律性と価値観を尊重し、思いやり
をもって、動機づけ面接法を取り入れた対応をすることが大切です。支援
者は、語るよりも聴くこと、教えるよりも引き出すことを意識して関わる
ことが求められます。動機づけ面接の基本的スキル（ **表3** ）がポイントと
なります。

健康情報を身近なものに

　A事業場の健康宣言に合わせ、年間を通した健康コラム（ **図3** ）が従業
員に向けて提供されます。タバコにまつわる話題だけでなく、食事・運動・
飲酒・睡眠などの生活習慣、女性の健康、ストレス対策など多岐にわたる
健康情報を発信しています。また、5月31日の世界禁煙デーに向けてタバ

表3 ▶ **動機づけ面接の基本的スキル**

開かれた質問（Open question）
→はい、いいえで答えられない　相手に考えてもらう質問
是認（Affirming）
→相手の努力やいいところを認めて褒める
聞き返し（Reflection）
→相手の言葉になっていないことも含め予想して相手に返す
要約（Summary）
→区切りごとにまとめる

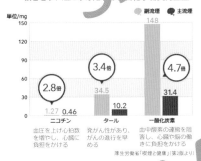

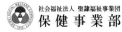

図3 健康コラム

コに関する内容を情報提供できるようにしました（ **図4** ）。

　健康コラムは、事業場のネットワークにアップする、工場の掲示板に貼るなど、自然と従業員の目に入るような工夫をしています。このような事

健康コラムスケジュール案

社会福祉法人　聖隷福祉事業団　保健事業部　産業保健推進課
2022 年 3 月 22 日作成

> テーマについては、概要として記載しています。相談しながら随時変更も可能です。

月	テーマ	送付日	配信予定日
4 月	自律神経を整える	3/22（火）	
5 月 世界禁煙 デー	タバコの害は本人だけ？ 〜受動喫煙について〜	4/22（金）	
6 月	放置しないで健診結果 〜再検査・精密検査を受診しましょう〜	5/20（金）	
7 月	いかがでしたか？あなたの健康診断結果 part I 〜血圧編〜	6/24（金）	
8 月	いかがでしたか？あなたの健康診断結果 part II 〜血糖値編〜	7/2（金）	
9 月	いかがでしたか？あなたの健康診断結果 part III 〜脂質代謝編〜	8/19（金）	
10 月 乳がん 啓発月間	乳がん・子宮がんの初期症状や乳がんセルフチェック or 簡単ストレッチで肩こり予防	9/23（金）	
11 月	ぐっすり眠って免疫力 UI or 簡単ストレッチで腰痛予防	10/21（金）	
12 月	アルコールが引き起こす影響	11/25（金）	
2023 年 1 月	体内時計をリセット 〜2023 年も健やかに〜	12/23（金）	
2023 年 2 月	本当に怖いタバコの話（仮） or メンタルヘルス（アンガーマネジメント） or 簡単ストレッチで肩こり予防	1/20（金）	
2023 年 3 月	5 つのチャレンジ理解度向上 理解度チェック・クイズ（仮）	2/24（金）	

・文字数：A4 用紙 1 枚
・送付日：第 3 金曜日

図4 健康コラムスケジュール

業場全体に向けた取り組みも、ヘルスリテラシーを高めるための仕掛けとして有効です。A 事業場の担当者が、「健康コラムは他の情報の閲覧数と比較すると 2 倍を超える反響がある」とうれしそうに教えてくれました。

禁煙支援者のマインド

衛生管理者から「担当者が、喫煙者を強制的にでもやめさせたいと言っていた」と聞いたとき、私は担当者の熱意にハッとさせられました。禁煙支援に注力する身でありながら、そこまでの強い意思がどこかで薄れ、いつの間にか諦めかけていた自分に気づいたからです。この担当者の言葉により、タバコによる健康被害でつらい思いをする人をなくしたいという初心に立ち返ることができました。

この担当者に、喫煙対策に取り組もうと思ったきっかけを尋ねたところ、従業員の何人かが持病で亡くなったという、つらく悲しい事実を教えてくれました。当事業部が保健指導で大切にしていることの一つに、重症化予防があります。スタッフは、ならなくていい病気にさせない、助かる病気で命を失わせないといった思いを持ち、保健指導に携わっています。これらの志は事業場も同じであると感じ、より一層、事業場の喫煙対策を共に進めていきたいと考えるようになりました。

健康経営に組織的に取り組んでいる

A事業場の担当者はまた、健康投資への戦略マップに沿ってボトムアップ的に従業員の意識を変化させようと努力しています。喫煙による労働時間のロスや喫煙所の設備費用などによって企業が負担する金額は、喫煙者一人当たり年間約23万円ともいわれています。また、喫煙者は非喫煙者に比べ、業務中のけがのリスクが1.49倍高かったという調査結果も出ています。

事業場が禁煙化を推進することにより、メンタルヘルス対策ともなる上、生産性の向上、業務の効率化につながり、事業継続や成長が期待できます。今後は切り口を変えながら、事業場にとってより有益な情報提供ができるよう、担当者と連携し、組織的な取り組みを支援していきます。

禁煙は SDGs

現在、多くの企業で SDGs（Sustainable Development Goals：持続可能な開発目標）の実現に向け、SDGs と連動した取り組みを掲げ、事業展開がなされています。禁煙もこの SDGs に直結しており、「目標 3：すべての人に健康と福祉を」においては、ターゲット 3.a として「すべての国々においてタバコの規制に関する世界保健機関枠組条約（WHO FCTC）の実施を適宜強化する」と明記され、17 項目の全てにタバコが関係しています。企業が社会的責任を果たす意味でも、喫煙対策を推進することが求められます。

私の情報収集術 ⓘ

日本禁煙学会をはじめ、3 つの学会に所属しています。毎年、学術総会や禁煙治療セミナーに参加し、研究発表や活動報告などから新たな情報を得るようにしています。また、日本禁煙学会からは海外文献を翻訳した内容などもメールで送られてきます。ホームページでも情報を得ることができ、最新資料をダウンロードすることや郵送で受け取ることも可能です。

資格取得も学び継続の一翼を担っています。2017 年に日本禁煙学会禁煙認定指導者資格を取得し、今年度は無事に更新することができました。資格更新要件に「5 年間に行った禁煙治療や禁煙推進関係の活動を自己申告する」とあるため、企業から依頼される講演を定期的にお受けしています。その時々の最新トピックスは、新聞記事などから得たり、厚生労働省のサイトを確認し根拠を押さえたりとブラッシュアップを心がけています。さらに、禁煙支援だけに偏らないよう、日本産業衛生学会や日本産業看護学会に所属し、社会の動向をキャッチすることも意識しています。

おわりに：チームによる継続支援

　当事業部では、健診当日にさまざまな場面で喫煙者に声をかける取り組みを行ってきました。婦人科では女性特有の疾患や美容と絡めて伝えたり、内視鏡では消化管の疾患や症状と関連付けて助言したりするなど、特色を活かした声かけを行う仕組みを作り展開しています。

　取り組みを始めてしばらくすると、「健診に来ると毎回タバコのことを言われるので、今回は禁煙外来を予約しようと思って来ました」という声が聞かれるようになりました。このような反応は、対応した個人だけでなく、チーム全員の喜びになります。禁煙支援は一人で頑張るものではなく、チームが一丸となって進めるものだと気づかされた経験でした。

　事業場と共に進める喫煙対策においても同様であると考えます。先に紹介したA事業場においても、喫煙対策を含む健康経営推進者と管理監督者などによるチーム連携、当事業部内の禁煙推進チーム・衛生管理者・産業保健師によるチーム連携が結果につながりました。事業場と当事業部それぞれの組織の強みを活かし、連携強化を図ることが、働く人の健康を守ることにつながると考えています。みなさまもチームで禁煙支援に取り組んでみませんか。同じ志を持った仲間が増えていくことを願っています。

【引用・参考文献】
1）　日本禁煙学会.
　　　http://www.jstc.or.jp/
2）　磯村毅. 無関心期の喫煙者に対する動機付け面接：脳科学からみたヒント. 日本呼吸器学会 WEB 講習会「薬物療法に頼らない禁煙治療について」. 2022.
　　　https://www.youtube.com/watch?v=8EiquIXXBZk
3）　中村正和. 禁煙のための行動科学的アプローチ. 日本呼吸器学会 WEB 講習会「薬物療法に頼らない禁煙治療について」. 2022.
　　　https://www.youtube.com/watch?v=IKW-tKzFZT8&t=1879s

（飯尾素代）

Memo

認定看護師・
療養指導士に
教わる疾患別
支援のポイント

1 脳卒中

はじめに

　2018 年に「健康寿命の延伸等を図るための脳卒中、心臓病その他の循環器病に係る対策に関する基本法」が制定され、脳卒中の治療や患者支援に国を挙げて取り組むようになりました。制定に向けての資料に、「後遺症を軽減することは元気に職場に戻る人が増えること」とありました。脳卒中医療に関わる中で、働き盛りのみなさんが、自分のことは後回しにして必要な治療を受けていなかったと思われる方や、発症した脳卒中が早期治療につながっていれば……と思われる方に出会いました。

　当院では脳卒中啓発講演会を実施しており、2019 年にはみなさまの職場に出向いて、働く世代の方々を対象とした講演会も行っています。働く世代の方に脳卒中を知ってもらい、脳卒中の原因となる疾患を治療して生活習慣の改善を図り、脳卒中を疑う症状があれば早期治療につながる行動を取ってほしい、もしも脳卒中を発症した場合でも、治療やリハビリテーションを続けながら働ける職場であってほしいという思いで活動しています。

疾患と治療

　脳卒中とは脳の血管に障害が起きる脳梗塞、脳出血、くも膜下出血などの病気の総称です。加齢による影響もありますが、高血圧や脂質異常症、糖尿病、心房細動などの心疾患、喫煙や過度の飲酒などの生活習慣、運動不足や不適切な食事に伴う肥満などが危険因子となります。

　脳卒中を含む脳血管疾患により通院されている方は 112 万人と推計され、

うち14％が就労世代（20〜64歳）の方々です[1]。脳卒中を発症すると、四肢の麻痺や失語症、注意障害などの高次脳機能障害といった、生活に支障を来す後遺症を残すことがあります。脳卒中を発症した方の復職率は50〜60%[1]といわれていますが、完全に症状が消失して仕事に復帰できる方ばかりではなく、しびれや軽度の運動障害、注意がそれる、集中できないなど、外からは気づきにくい高次脳機能障害が残存し、生活や仕事のしづらさを感じている方もいます。

脳卒中の74％ほど[2]が脳梗塞ですが、脳梗塞は詰まった血管を発症早期に開通させることが後遺症の軽減につながります。脳梗塞の超急性期治療としては、rt-PA（アルテプラーゼ）を静脈投与し詰まった血栓を溶解する経静脈的線溶療法や、主幹動脈の閉塞であれば血管内に詰まった血栓を除去する機械的血栓回収療法が検討されます。超急性期治療後や治療の対象とならなかった場合は、脳の細胞を保護する治療や積極的なリハビリテーションを行うことで、神経回路の再構築による障害の軽減が目指せます。脳出血やくも膜下出血では出血の増大や動脈瘤の再破裂が起きないように、降圧や鎮静、外科的治療などを行います。どの疾患も早期に脳卒中を疑い、救急車にて専門病院に搬送して適切な処置を受けることが重要です。

また、脳梗塞は発症後10年ほどで2人に1人が再発するというデータもあります。そのため、再発予防には発症原因となった疾患の治療、再発予防薬などの継続内服、禁煙などの生活習慣の改善が必要です。再発予防は後遺症が改善しても、苦痛となる症状がなくても長期にわたり取り組むことが重要です。

最近の患者の傾向

脳卒中は動脈硬化が原因となることが多いため、高齢になるほど発症率は高くなります。脳梗塞と脳出血は40歳台から発症率が増加し、就労世代は男性の発症率が高い傾向にあります。80歳以上になると、女性の発症率が男性より高くなります。くも膜下出血は女性の発症率が男性の2倍程度

で、比較的若い方の発症も多い疾患です。そのほかにも脳の血管壁が剥がれる動脈解離や、脳や心臓の血管奇形などが原因の脳卒中は若い世代にも発症することがあります。

高齢者の発症が多い脳卒中ですが、発症には危険因子となる疾患の未治療や治療状況、喫煙などの生活習慣が影響しますので、発症する以前から脳の血管が徐々に障害を受けていたという場合が多いです。そのため若い世代から予防が必要です。

脳卒中は突然発症する疾患ですが、脳梗塞の中には一過性脳虚血発作（TIA）という前触れがあることがあります。四肢や顔面の麻痺、言語障害、視野障害などの症状が出て、しばらくすると症状がなくなります。症状が改善したからといって、そのまま様子を見てしまうと、24時間から数カ月後に本格的な脳梗塞を発症することがあります。症状が改善しても専門病院を受診し、TIAの原因を検索し治療を開始すれば、後遺症を残す本格的な脳梗塞の発症を予防できます。当院では退院前にTIAの啓発DVDを視聴してもらいますが、実は自分も前触れがあったという患者さんがいます。

生活環境と職場環境の影響

就労中の患者の事例をご紹介しますと、食事を抜いたり一度にたくさん食べる、食卓外で簡単に食事を済ませるといった食生活で、自覚のないまま高血圧と糖尿病に罹患している方がいました。この方は、いつでもトイレに行ける仕事ではなかったため、飲水を控えて脱水に陥ったことが影響し、脳梗塞を発症しました。

仕事中の食事環境に制限がある場合、手軽に食べられるおにぎりや菓子パンで済ませることや、一人暮らしであれば自分だけだからと惣菜やインスタント食品などが多くなる傾向があります。当院では栄養相談の際に、「仕事中はコンビニ弁当が主体です」という方には、弁当ならば幕の内弁当にサラダをつけるなど、上手なコンビニ食の摂り方を提案しています。EPA/AA比が低い脳梗塞の患者に対しては、魚の摂取が検査値の改善に効

果的であると説明したことで、肉類中心の食生活から刺身や焼き魚の摂取が増え、検査結果が改善した事例もあります。

　また、子育て世代の方々には、今の食生活が子どもたちの将来に影響することを伝えます。日頃から塩や醤油の使用が多い塩辛い食事の家庭はその味に慣れていたり、スナック菓子を袋ごと食べる、甘い物は欠かせないなどの習慣が子どもの頃から身につくと、それが当たり前の食生活となります。自分はまだ食事に気をつけなければならないような年代ではないと思う方も、現在の食生活が子どもの健康にも影響するという情報を提供することで、食生活を見直すきっかけになればと思います。塩分を制限しているつもりであっても、自分がどのくらい減塩できているかの評価は難しいため、味噌汁などの塩分量を測定でき塩分計があることも伝えます。ときどき塩分計で自身が摂取している汁物をチェックし、減塩の指標としてもらいます。私自身もときどきチェックしていますが、思ったより薄味にはなっていません。

　さらに、仕事がらトイレに行くことを気にして飲水を制限している方には、脱水状態になると血液が固まりやすくなり、脳梗塞の発症につながることを伝えます。このとき、摂取する水分はカフェインや糖分の多い飲み物を避け、喉が渇く前に摂ることを勧めます。トイレに行けない仕事環境の改善については検討、解決が望まれます。

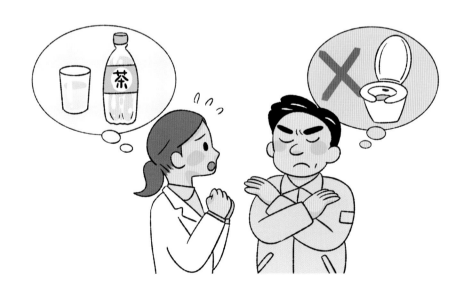

ヘルスリテラシーが不十分であった患者への支援

Case

Aさん、男性、40代

既往歴・現病歴 糖尿病

現病歴 糖尿病の治療を受けていたが、ある日顔面麻痺と構音障害を伴うラクナ梗塞を発症した。抗血小板薬の内服と糖尿病の継続治療を指導され、退院し職場復帰を果たしたが、1年後に再発して入院。かかりつけの医師から「もういいですね」と言われたことで、抗血小板薬の内服を中止していたことがわかった。

再発予防のため、継続内服の重要性について指導していましたが、発症時の症状が改善したため内服をやめてよいと自己判断しています。症状が改善しても脳血管は元通りにはなっていないため、服薬の継続は必要だと考えることができればよかったと思います。再発後は内服を継続し、海外出張の際には飛行機の機内食のカロリーも考えるなど、疾患の自己管理に取り組まれています。指導の最終目標は、患者自身がさまざまな状況や情報に対して、疾患を正しく管理できる力をつけることであると感じた事例です。

Case

Bさん、男性、40代

現病歴 一級建築士として独立して働いていたが、小脳梗塞にて経静脈的線溶療法を受ける。めまいなどの症状はあったが、生活に支障を来すような後遺症はなく退院。復帰して半年が経過した頃、脳の病気をしたという噂から仕事の依頼が減り、仕事ができる状況なのに働けていないと相談される。

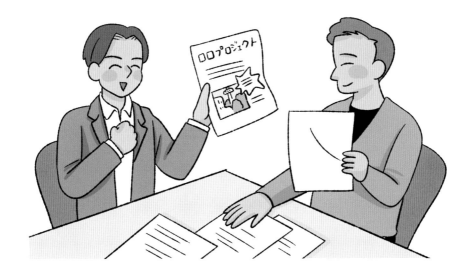

　まずは親しい方に、脳の病気はしたけれども、今まで通り仕事ができると伝えてみることを提案しました。同業者に脳卒中による後遺症で仕事をやめた人がいたため、周りの人はこの方も同じ状況なのだと思っていたようです。実際に会いに出向いたことで現状が伝わり、仕事の依頼が増えました。自ら病気について話すというのはたいへんなことですが、信頼のおける人に実際に会ってみることや、自身の現状を伝えることが、仕事復帰には必要だったと思います。現在は自分の病気の経験を踏まえ、自宅での生活そのものが身体を動かす仕組みになる、リハビリテーションを兼ねた家作りに取り組まれています。脳卒中を患ったということそのものが仕事復帰の障害になることがあっても、病気が仕事に与える影響は悪い面だけではなく、この方のように新たな視点を持つきっかけになると感じました。

発症後の喫煙

　喫煙については、入院中の環境が禁煙につながることもありますが、発症後1年ほどで電子タバコなどの喫煙を再開する方もいます。病気をしたことと、不自由な入院生活の経験から、そのときは禁煙できても、症状が改善し入院の不自由さを忘れてしまう頃、電子タバコなら害がないという情報や、匂いが少なく周りに迷惑をかけないという理由から、禁煙を継続

できなくなる方がいます。また、職場に喫煙場所があることなども喫煙再開のきっかけになります。

　禁煙指導においては、喫煙による悪い面だけではなく、若い女性などには禁煙することで肌がきれいになるなどのよい情報も伝えます。対象者の生活や考えに合わせ、リスクだけではなく、禁煙による効果などさまざまな情報を提示することが改善の決め手になると思います。

産業看護職の保健指導に期待されるアプローチ

　脳卒中は早い受診が後遺症の軽減につながります。脳卒中の症状に気づく方法として、ACT FAST（**図1**）と、主幹動脈の閉塞を疑う ELVO スクリーン（**表1**）という評価方法があります。主幹動脈の閉塞は大きな梗塞となり、重度の後遺症を残すことがありますが、機械的血栓回収療法の適応となります。経静脈的線溶療法は、主幹動脈以外の血管閉塞にも適応が検討されます。これらの治療は併用されることもあります。

　発症時間が明確でなくても、画像所見から発症早期と判断されれば超急

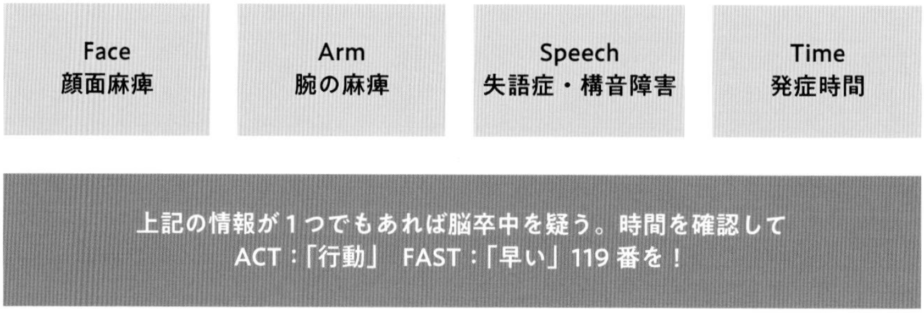

Face 顔面麻痺	Arm 腕の麻痺	Speech 失語症・構音障害	Time 発症時間

上記の情報が1つでもあれば脳卒中を疑う。時間を確認して
ACT：「行動」　FAST：「早い」119 番を！

図1 ACT FAST

表1 ELVO スクリーン（緊急大血管閉塞スクリーン）

①の存在または②③の質問に1つ以上の間違いがあれば大きな血管（主幹動脈）が閉塞している可能性がある	
①共同偏視	眼球がどちらかに寄っているか
②失語症の確認	物の名前が正しく言えるか（時計、めがねが答えられるか）
③視野障害、空間認識障害の確認	片手の指4本を見せて正しく答えられるか

性期治療が検討されます。多くのみなさんに脳卒中の症状を知っていただき、早期治療につながる行動をとってほしいと思います。血管を再開通させる治療は後遺症を軽減し、それは元気に職場に復帰できる方が増えることにつながります。

しかし、中にはこうした評価方法では発見できないケースもあります。30代の男性の事例で、脳動脈解離を発症した際、突然の半身のしびれとめまいが主症状であったため、これらの評価方法には該当しません。仕事中の発症でしたが、早期受診にはつながりませんでした。突然発症するさまざまな症状は脳卒中が疑われることがあるため、すぐに医療機関に相談するか、119番してください。

就労中の人は健康診断や人間ドックなどの受診で自分が罹患している病気を知ること、結果を治療につなげることが脳卒中の予防となります。脳卒中の原因となる高血圧や脂質異常症などには苦痛となる症状がないため健診結果を放置していたり、時間ができたら本格的に治療しようと考えている方がいます。しかし、脳卒中を発症すると、半身麻痺などの後遺症が残ることがあります。前述した講演会では、麻痺の体験用具を用いて実際に後遺症を体験してもらっています。後遺症が残存すると思い描いていた生活ができなくなることを知ってもらい、医療機関への受診や発症予防に取り組んでもらえたらと思っています。

脳卒中を発症した方は、振り返ってみれば、いろいろなことが重なって忙しく、ゆっくり休めていなかったと言われることがあります。ストレスや睡眠時無呼吸症候群なども脳卒中の危険因子となります。良質で心地よ

私の情報収集術 ⓘ

　さまざまな学会や研究会などに参加することで、新しい情報やすぐに使える手法を入手しやすくなります。日本高血圧学会や日本脳卒中学会（STROKE2023）のコメディカル向けセミナーなどはお勧めです。また、学会参加は同じ悩みを持つ人とつながる機会となります。

い睡眠がとれるようにすること、上手に休みを取って気分転換することは、脳卒中の予防にもつながります。このような面にも配慮した生活や職場環境であってほしいと思います。

おわりに

2022年から各地の脳卒中センターで脳卒中相談窓口の開設が始まりました。再発予防や介護の相談、就労の支援に取り組むことがその目標です。脳卒中患者は麻痺や高次脳機能障害などの後遺症により車の運転が禁止され、通勤手段を失うことがあります。通勤手段の検討を含め、仕事への復帰に関する問題、再発予防に関わることなど、職場と病院が連携して患者を支援するための窓口となればよいと思います。

【引用・参考文献】
1) 厚生労働省. 脳卒中の治療と仕事の両立お役立ちノート：働く世代のあなたに. 産業医科大学編集・執筆. 2020.
　 https://www.mhlw.go.jp/content/000750637.pdf
2) 国循脳卒中データバンク2021編集委員会ほか編. 脳卒中データバンク2021. 東京, 中山書店, 2021.
3) 日本脳卒中学会脳卒中ガイドライン委員会. 脳卒中治療ガイドライン2021. 東京, 協和企画, 2022.
4) 脳梗塞の再発を防ぐ：退院後の生活を支える本. 岡田靖監修. NHK出版編. 東京, NHK出版, 2022（別冊NHKきょうの健康）.
5) 中山和弘. これからのヘルスリテラシー：健康を決める力. 東京, 講談社, 2022.

（根津美穂子）

Memo

2 心不全

はじめに

　心不全はあらゆる循環器疾患が原因となって起こる病態であり、増悪と寛解を繰り返しながら、運動耐容能の低下を来し、生命予後を悪化させる症候群です。一般には「心臓が悪いために息切れやむくみが起こり、だんだん悪くなり、生命を縮める病気」と定義されています。

疾患と治療

1）疾患の概説

　心不全になると心臓から充分な血液を送り出せなくなり、体に必要な酸素や栄養が足りなくなるので、坂道や階段で息切れや倦怠感が出現します。また、腎臓の血液が悪くなるため尿量が減り、血液のうっ滞が生じ、むくみや体重増加が出現します。心不全はさまざまな原因が複合的に重なって発症します（図1）[1]。表1に原因となる疾患についてまとめました。

2）検査・治療

　心不全は、国内および欧米のガイドラインでは4つのステージに分けられています（表2）[2]。心不全を発症する前のステージAの段階から、高血圧や動脈硬化、糖尿病の悪化を予防し、早期に治療を受けることが重要です。主な検査として、血液検査・胸部レントゲン撮影・心電図・心臓超音波検査・CTなどが行われ、原因となる疾患を詳しく調べるために心臓カ

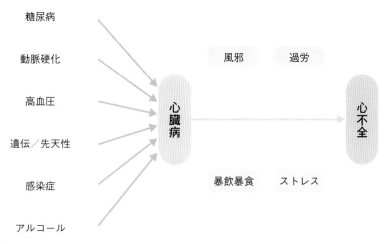

図1 心不全の原因（文献1を参考に作成）

表1 心不全の原因疾患

原因疾患	疾患以外
・虚血性心疾患 ・高血圧 ・心筋症 ・弁膜症（大動脈弁狭窄症の増加） ・不整脈（心房細動が大半） ・先天性心疾患	・飲酒・喫煙 ・暴飲暴食・塩分過多 ・過労、ストレス ・風邪、感染症　など

表2 心不全の4つのステージ

ステージ A	器質的心疾患がなく、心不全症候がない
ステージ B	器質的心疾患を有するが、心不全症候がない
ステージ C	器質的心疾患を有し、既往を含めて心不全症候を有する
ステージ D	おおむね年間2回以上の心不全入院を繰り返し治療が行われているが NYHA心機能分類Ⅲ度より改善しない

（文献2を参考に作成）

テーテル検査が行われることもあります。

　ステージAでは、高血圧や糖尿病に対する薬物治療が行われます。ステージBでは、心不全発症を予防するための薬物治療が行われます。また、心臓カテーテル検査で狭心症や心筋梗塞、弁膜症が原因と判明した場合は、それに対する治療であるPCI（経皮的冠動脈インターベンション）や心臓バイパス手術、TAVI（経カテーテル大動脈弁留置術）が行われます。心房

細動などの不整脈の場合は ABL（経皮的心筋焼灼術カテーテルアブレーション）が行われます。

　ステージ C では心体内に貯留した水分を排出し、息切れなどの心不全症状を改善して QOL をよくするための利尿薬と、低下した心臓の機能を回復し予後の改善を目的とした薬物療法に加え、急性期治療として酸素投与・陽圧換気療法や呼吸器管理、大動脈内バルーンパンピング（IABP）・経皮的心肺補助装置（ECMO・PCPS）・補助循環用ポンプカテーテル（IMPELLA）などの補助循環装置を導入する場合もあります。ペースメーカーを使用した心臓再同期療法を行うこともあります。

　ステージ D は心不全の難治化であり、薬物療法を行いながら ACP の介入、終末期緩和ケアや在宅医療などが必要となります。病態によっては補助循環心臓の装着や心臓移植をされる患者さんもいらっしゃいます。

3）心不全手帳と心不全療養指導士

心不全手帳

　心不全で通院中または入院された方には心不全手帳をお渡ししています[3]。この手帳は血圧・脈拍・体重、息切れやむくみなどの心不全症状、服薬状況などをご自身で記録してもらうためのものです。病院受診時に持参し、記録された情報を主治医・看護師と共有し、患者さんに合わせた診療・指導を実施しています。日本心不全学会ホームページからダウンロードが可能です。

心不全療養指導士

　心不全は患者自身により予防可能な疾患であることから、患者本人や家族などの介護者に正確な知識と技術を身につけてもらい、発症・増悪予防のためのセルフケアと療養を継続できるよう支援することが大切です。心不全療養指導士は、医師以外の医療専門職（看護師・管理栄養士・理学療法士・作業療法士・薬剤師・臨床工学技士・公認心理師・社会福祉士・歯科衛生士など）が共通の基本知識と技術を持ち、効果的・効率的な疾病管理・チーム医療の提供を行うことを目的とした資格であり、2021 年より認定さ

れた制度です。現在 3,420 名（うち看護師 1,796 名）の心不全療養指導士が在籍しています。

最近の患者の傾向

　生活習慣の欧米化に伴う虚血性心疾患（心筋梗塞や狭心症など）の増加や、高齢化による高血圧や弁膜症の増加により、心不全患者は急増しています。生命予後が不良であるばかりでなく、治療抵抗性の心不全（ステージ D）に移行すると、苦痛を伴う症状や病状の進行に対する不安を抱えた生活を強いられることになります。

　心不全は加齢性疾患ですから、高齢化が急速に進んでいるため、患者はさらに増加することが予測されています。2020 年の心不全患者数は全国で約 120 万人で、2035 年には 132 万人に達すると推計されています。治療法の進歩により、予後はよくなってはいるものの、5 年生存率は 60％ 程度であり、「心不全パンデミック」という言葉を用いて患者の増加に警鐘を鳴らしています。

1）好発年齢・性別

　65 歳以上で循環器病（心血管疾患＋脳卒中）を持つ方は約 25％ を占めており、心不全による入院も 65 歳以上が多いのが現状です。男女比は大きな差はありませんが、近年、男性の心不全が増加傾向にあります。

2）生活習慣

　塩分が多く（6g/ 日以上）バランスの取れていない不規則な食生活、休肝日のない飲酒、運動の習慣がなく、肥満傾向にある人や、喫煙、精神的ストレスの多い生活をされている人が多く見られます。

ヘルスリテラシーが不十分であった患者への支援

　心不全の増悪による再入院は、医療負担増大の原因となることに加え、心不全特有の症状や運動耐容能の低下が生活機能の低下や精神状態の悪化を引き起こし、患者や家族のQOLは低下します。『急性・慢性心不全診療ガイドライン』[2] によると、心不全の疾病管理は薬物・非薬物治療、運動療法に加え、患者教育、社会資源の活用、心理的サポートなどが必要だとされています。特に患者教育においてはアドヒアランスとセルフケアを中心とし、ヘルスリテラシーを考慮しながらの援助が求められます。

　患者指導の具体的内容として、心不全に関する知識、セルフモニタリング、定期受診（増悪時の対応）、栄養管理（塩分・飲酒管理）、喫煙、運動、感染予防（ワクチン接種など）、身体活動（入浴・旅行・性生活など）、精神的支援などが挙げられます。

　心不全の療養指導においては、患者および家族へのヘルスリテラシーをアセスメントし、正しい情報とその提供方法を検討します。患者・家族が理解している内容を自身の言葉で表現してもらい、理解度を把握して、それに合った情報を提供し、指導していくことが大切です。

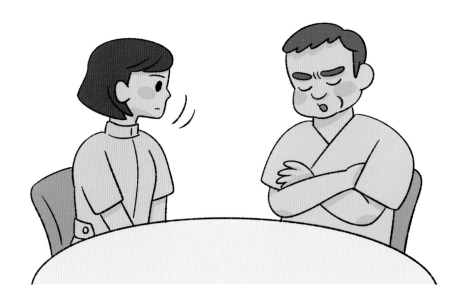

Case

Fさん、男性、54 歳、身長 175cm、体重 80kg

主訴 夜間呼吸困難

既往歴 入院歴なし。50 歳時に職場の健康診断で高血圧を指摘され、内服加療していたが自己中断。

職業 会社員（IT 関係・管理職）

家族構成 妻（専業主婦）子ども 1 人（中学 3 年生女子）との 3 人暮らし。

食事 一日 2 食。朝食：なし、昼：外食（ラーメンなど）、夕食：時間が不規則であり、肉類が多く野菜が少ない。

嗜好品 カフェイン：ブラックコーヒー2〜3 杯／日、喫煙：20 本／日（20 年前〜）、飲酒：酎ハイ 500mL × 2／日。

現病歴 入院 1 カ月前から労作時の胸痛を自覚していたが、疲労・ストレスによる症状と思い放置。入院 3 日前より夜間の呼吸困難を自覚、夜間呼吸困難に加え胸痛発作が出現したため救急要請し、心筋梗塞・心不全にて緊急入院。同日緊急心臓カテーテル治療を受け、その後心臓リハビリテーションを経て 10 日後に軽快退院。

退院に向けての指導の際、「健康診断でいつも血圧が高いと言われていたけど、特にこれといった症状はなかったし、仕事が忙しくてそれどころじゃなかったんだよ。退院してからもまたあの生活に戻らなくちゃいけないんだよ。でもカテーテルで治療してもらって、薬を飲んでいるからもう大丈夫でしょ」という言動が聞かれました。

4 年前に健康診断で高血圧を指摘され、一時は内服加療をされていましたが、自覚症状がないことや仕事が多忙であったことから、通院を自己中断していました。そのときステージ A の段階にあり、心不全の危険因子のコントロールと器質的心疾患の発症予防が重要だったのですが、正しい知識がなかったため、内服の継続や生活習慣の改善を行うという意識がありませんでした。

緊急入院された時を振り返ってもらうと、「もう二度とあんな苦しい思いをしたくないな……」という発言が聞かれました。しかし生命の危険を体験されたものの、治療を受け症状が消失したこと、また知識の不足から、「もう大丈夫でしょ」と疾患が治ったと誤解されていたようです。

　そこで、心不全のパンフレットを使用しながら、Ｆさんは現在ステージＣの段階にあり、心不全の再発予防が重要で、定期的な通院と確実な服薬、生活習慣の見直し・改善、血圧や体重、息切れやむくみなど症状のセルフモニタリングの実施・継続が必要であることを説明しました。その結果、「家族のためにもまだ頑張らないといけないし、もう入院したくないからいろいろ気を付けるよ」という言動が聞かれました。

　食事については管理栄養士からも指導を受け、妻の理解・協力が得られ、減塩やバランスのとれた調理を意識し、昼食はお弁当を持参していただけることになりました。長年吸われていたタバコも入院による禁煙により継続できそうとおっしゃっていました。

　血圧や体重測定は、朝は仕事の用意などで難しいが、帰宅後であれば可能ということで実施してもらうことになりました。血圧は朝と就寝前の一日２回、体重は起床時の測定が望ましいのですが[3]、患者さんが無理なく行えるような時間帯や方法を共に考え、退院後継続していただくことが大切です。

　このように、疾患や今後の療養生活について誤った認識がないか確認し、正確な情報を提供した上で、改善点を明確にして可能な具体策を医療者と共に考えることが重要です。その後Ｆさんは定期的に通院され、怠薬なく心不全手帳を使用してセルフモニタリングもされており、心不全増悪することなく経過されています。

Case

Sさん、男性、58歳、身長177㎝、体重92kg

主訴　労作時の息切れ・動悸

既往歴　入院歴なし。数年前より毎年職場の健康診断で不整脈を指摘されていたが受診せず放置していた。

職業　会社員

家族構成　妻（専業主婦）と子ども2人（中学1年生女子・高校2年生男子）2年前より単身赴任中のため独居。

嗜好品　喫煙：15年前に禁煙（20～43歳 20本／日）、飲酒：ウイスキー2～3杯／日（ほぼ毎日飲酒）。

現病歴　入院2週間前より5分程度の歩行で息切れ・動悸を自覚したが受診せず経過をみていた。3日前より腹部膨満感があり内科を受診、胃薬を処方され帰宅。2日前より両下肢の浮腫に気づき、他院の循環器科を受診して心房細動・心不全と診断され、紹介状を持参して翌日緊急入院。

　入院時は、「ストレスで胃の調子が悪いのかなと思っていたんです。まさか心臓だとは……全く思いもしませんでした」「前から検診で不整脈ですって言われていたけど、特に症状はなかったし、そうなんだ～と他人事のように考えていました」という発言が聞かれました。

　数年前より不整脈を指摘されていましたが自覚症状がなく、疾患についての知識がなかったことから放置していました。その時点でステージAであり、適切な治療が必要でしたが、職場・生活環境の変化により不規則な食生活が続き、精神的ストレスなども関与したことで、結果として心不全を発症されました。

　不整脈の中でも心房細動は心不全だけでなく脳梗塞の原因となる不整脈であり、高血圧や糖尿病、喫煙などにより罹患リスクはさらに高まります。退院に向けて、不整脈・心不全についての疾患の理解と、自己検脈をはじめとしたセルフモニタリングが行えるよう、指導を実施しました。

「心臓だけじゃなくて、脳梗塞になっていたかもしれないですね……本当に怖いですね。うちはまだまだ子どもたちにお金がかかるし、また倒れるわけにはいかないです」と、発症前の食生活を振り返り、塩分制限や飲酒についての知識を得ることができました。また、脳梗塞の予防として抗凝固薬の服用が必要であることを説明し、確実な内服の必要性を理解されました。退院後は不整脈の治療（カテーテルアブレーション）を受けるために再入院の予定となっており、職場復帰はまだ先になりそうです。

産業看護職の保健指導に期待されるアプローチ

患者さんのアドヒアランスを向上させることで心不全の予後は改善します。先に紹介した2症例のように、心不全の進展ステージ A の段階からのアプローチが必要です。健康診断などで高血圧や糖尿病、不整脈、動脈硬化性疾患を指摘された段階から介入することにより、心不全の新規発症を抑制することも可能です。生活習慣（食事・運動）の改善や、血圧・体重管理などのセルフモニタリングの必要性を指導するとともに、適切な医療機関を受診できるよう誘導していただくことが重要です。

1）予防

健康診断で異常が見つかった際は、「血圧が基準値より高いですね。病院に行きましょう」と伝えるのではなく、「血圧が 180/110mmHg で、基準値（診察室血圧）120/80mmHg よりかなり高いですね。最近、頭痛や胸の痛みなどはありませんか？　コレステロール値や血糖値も基準値より高めですね。血圧が高いと血管に負担がかかり、徐々に硬くなって動脈硬化を促進してしまいます。そして脳卒中や心筋梗塞、心不全などの発症リスクが高まります。動脈硬化は食事や運動を意識し、改善することで予防することができますよ。食べ過ぎや塩分の摂りすぎ、運動不足にならないように、通勤時は一駅分歩くなど意識してくださいね。まずは、専門の病院を早めに受診しましょうね」など、患者さんが疾患や症状、注意点等をイメージしや

すいように説明し、生活習慣の改善の必要性を説明することが重要です。

　健康診断で要治療となった方はリストを作成し、適切な受診行動ができたか定期的に確認し、できない方はその理由を明確にした上で、適切な対応をすることも必要かと思います。疾患に対する知識不足から生じる不安や恐怖心から受診行動に移せないのか、仕事（業務）が多忙で時間がなく受診できないのか。受診する時間があったとしても、家族などに迷惑をかけたくないという理由があるのかもしれません。受診行動が図れるよう指導するためには、患者個々の疾患に対する理解や自己管理能力の程度、社会的背景や家庭環境などをより深く知る必要があります。

2）再発予防

　心不全を発症、入院中に疾患に対しての知識を得て、無事社会復帰をされた患者さんは、生活習慣の改善・継続を行うとともに、定期的な通院と確実な処方薬の服用が重要です。心不全はあらゆる循環器疾患の終末像であり、増悪と寛解を繰り返しながら、運動耐容能の低下を来たし、生命予後を悪化させる症候群です。したがって、症状が改善されても完全に治る

私の情報収集術 ⓘ

　当院では毎週、多職種によるカンファレンスを実施しています。循環器内科医師、慢性心不全認定看護師、心不全療養指導士、ICU・HCU・病棟・外来看護師、理学療法士、薬剤師、管理栄養士、社会福祉士が参加しています。その際、患者さんの情報共有・カンファレンスだけでなく、疾患や治療、看護についての新しい情報を得ることもできます。

　また、私の所属するかわぐち心臓呼吸器病院の副院長・循環器医師である佐藤直樹先生が理事長を務めている「日本心不全ネットワーク」において、心不全の患者さん・ご家族を対象に月に一度実施されている「みんなと"心ふぜん"に向き合う会」に参加することで、患者さんの想いを知り、指導に活かしていけるよう、日々学びを深めています。

病気ではありません。再び悪化させないよう生活習慣に気を付けて、心不全と上手に付き合っていかなければなりません。定期的な通院ができるよう、勤務調整がスムーズに行える職場環境を整えることが大切です。

　ようやく病院を受診しても、「仕事が忙しくて薬を飲むタイミングがない」と怠薬し自己中断してしまう方や、「ゆっくり食べる時間なんてないから、昼食はいつもラーメンだよ」と、塩分の多い食事を続けている患者さんも多いのが現状です。生活習慣の改善が思うようにできず、再発への不安を抱えながら業務に取り込まれている方が多くおられると考えられます。産業看護職のみなさまが患者さんにとって気軽に相談できる窓口となり、心不全の予防啓発に携わっていただくことがとても重要です。

【引用・参考文献】
1)　一般社団法人日本心不全学会.
　　http://www.asas.or.jp/jhfs/
2)　日本循環器学会／日本心不全学会. 急性慢性心不全診療ガイドライン（2017 改訂版）.
　　https://www.j-circ.or.jp/cms/wp-content/uploads/2017/06/JCS2017_tsutsui_h.pdf
3)　一般社団法人日本心不全学会. 心不全手帳. 第 3 版. 27.
　　http://www.asas.or.jp/jhfs/topics/shinhuzentecho.html

（中三川温子）

Memo

3 慢性呼吸器疾患

はじめに

早速ですが、みなさんに質問です！

「慢性閉塞性肺疾患（Chronic Obstructive Pulmonary Disease：以下 COPD とする）という病気を知っていますか？」

①どんな病気かよく知っている

②名前は聞いたことがある

③知らない

みなさんは産業保健に携わる医療従事者であるため、①または②と回答された方が多いのではないかと思います。しかし、COPD は慢性呼吸器疾患の中で代表的な疾患ではありますが、疾患認知度は低いと言われており（**図1**）[1]、適切な情報提供を行い、健康リテラシーを高め、意識改革・行動変容へ導くことが必要です。本稿では産業保健に携わる読者の方に COPD について知ってもらい、産業保健業務を通して労働者の自律的な健康管理の一助になればと思います。

疾患と治療

1）定義

COPD は「タバコ煙を主とする有害物質を長期に吸入暴露することなど

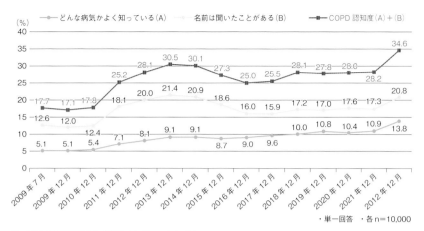

図1 COPD認知度の推移（文献1より転載）

により生ずる肺疾患であり、呼吸機能検査で気流閉塞を示す。気流閉塞は末梢気道病変と気腫性病変がさまざまな割合で複合的に関与し起こる。臨床的には徐々に進行する労作時の呼吸困難や慢性の咳・痰を示すが、これらの症状に乏しいこともある」[2]と定義されています。

2）原因・治療

　定義の冒頭にあるように、原因はタバコ煙です。COPDの治療をする上で最も大切なポイントになります。例えば、火事が起きたときを想像してみてください。水や消火器を使って消そうとしますが、火事の原因になっている出火元を消さなければ、火事が治まることはありません。それと同じように、COPDという火事の出火元が喫煙なのであれば、禁煙が最も効果的な消火方法（治療）ということになります。そのため、医療従事者は喫煙している全てのCOPD患者に対して、禁煙を指導することが必要です。

　では、体に悪いので「禁煙しましょう」「はい。わかりました」になるかというと、簡単にうまくいかないのが禁煙です‼ タバコは合法的に販売されていますが、体に良くないことはよく知られています。種類によって違いはありますが、タバコの箱の表紙には、「喫煙は脳卒中の可能性を高めます」「肺がんになる可能性を高めます」「肺気腫などの慢性閉塞性肺疾患

PART 3 ｜ 認定看護師・療養指導士に教わる 疾患別支援のポイント

（COPD）になる可能性を高めます」といったことが書かれています（図2）。もし、買い物に行って、飲料水の表紙にドクロマークがついていたり、「飲むと病気になる可能性があります」と書いてあったりしたら、わざわざ体に良くないものを購入して飲むでしょうか？　少なくとも私は購入してまで飲まないです！

　しかし、タバコとなると、体に良くないと書いてあるのに購入して喫煙し、時間が経つと欲してしまう。それがタバコの怖さです。「病気になった」「子どもができた」などの理由で禁煙のニーズが高まり、禁煙できる方もいます。しかし、自分の力だけでは難しい場合も多いため、保険診療による禁煙治療に移行できるように禁煙外来の受診を勧めます。現時点ではCOPDの根治治療はありませんが、現状の改善と将来のリスクの低減を目標に、重症度に応じた治療と管理が行われます（表1、図3）[3, 4]。

2）症状

　COPDの代表的な症状は、徐々に進行する労作時の呼吸困難や慢性の咳・痰です。しかし、症状は人によって現れ方に違いがあり、年のせいで体力が落ちたせいだと思い、病院には行かず日常生活を過ごしている方は少なくありません。実際、COPDの疫学調査の結果では、日本人の40歳以上で約530万人、70歳以上では約210万人がCOPDに罹患していると考えられています[5]。2017年の推計患者数約26万人[6]と比較すると、大きく乖離しています（図4）[7]。

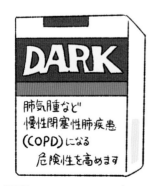

図2 タバコのパッケージ

肺気腫など
慢性閉塞性肺疾患
（COPD）になる
危険性を高めます

表1 COPD の管理目標

I. 現状の改善*
①症状および QOL の改善
②運動耐容能と身体活動性の向上および維持

II. 将来リスクの低減*
①増悪の予防
②疾患進行の抑制および健康寿命の延長

＊：現状および将来リスクに影響を及ぼす全身併存症および肺合併症の診断・評価・治療と発症の抑制も並行する　　　　　（文献3より転載）

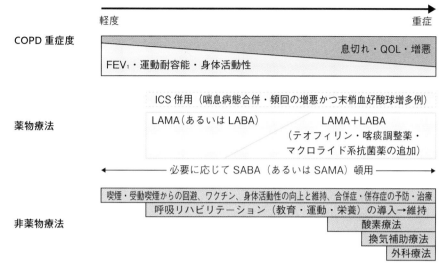

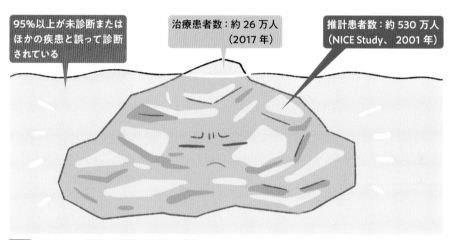

軽度 ← → 重症

| COPD 重症度 | FEV₁・運動耐容能・身体活動性 | 息切れ・QOL・増悪 |

COPD 重症度
FEV_1・運動耐容能・身体活動性　　　　　息切れ・QOL・増悪

薬物療法
ICS 併用（喘息病態合併・頻回の増悪かつ末梢血好酸球増多例）
LAMA（あるいは LABA）　　　　LAMA＋LABA
（テオフィリン・喀痰調整薬・マクロライド系抗菌薬の追加）
←── 必要に応じて SABA（あるいは SAMA）頓用 ──→

非薬物療法
喫煙・受動喫煙からの回避、ワクチン、身体活動性の向上と維持、合併症・併存症の予防・治療
呼吸リハビリテーション（教育・運動・栄養）の導入→維持
酸素療法
換気補助療法
外科療法

図3 ▶ **安定期 COPD の重症度に応じた管理**（文献4より転載）

95％以上が未診断または ほかの疾患と誤って診断 されている

治療患者数：約26万人 （2017年）

推計患者数：約530万人 （NICE Study、 2001年）

図4 ▶ **COPD の推計患者数と治療患者数**（文献7を参考に作成）

NICE Study（Nippon COPD epidemiology study）：全国18都道府県の35施設で2000年4月から2001年1月に40歳以上の成人2,666人を対象に実施

　この病気は徐々に呼吸機能障害が進行していき、労作時の呼吸困難が増強します。そのため、動くと苦しい、苦しいから動かない、動かないから筋力が低下、筋力が低下するから動くと苦しい、といった負の連鎖に陥り、ADL・QOL の低下につながっていきます。また、人によっては、低酸素血症や高二酸化炭素血症になり、在宅酸素療法（HOT：home oxygen therapy）や非侵襲的陽圧換気療法（NPPV：non-invasive positive pressure ventilation）が必要になることもあります。負の連鎖を阻止するためにも、疾患の早期発見・介入が重要になります。

最近の患者の傾向

日本では疾患認知度が低いと言われている病気ですが、2019年のWHOの調査では、世界の死因の第3位にCOPDが位置づけられており、今後この順位が上がることが予測されています[5]。日本においては、喫煙率の高い男性において順位が高く、死因の第9位に位置づけられています[8]。

男女ともにCOPD患者に占める65歳以上あるいは75歳以上の高齢者の割合が高くなっており、生産年齢人口（15歳〜64歳）といわれる時期の喫煙習慣によって、その後の日常生活に影響していることがわかります。

労働人口が減少し、人材不足が叫ばれている昨今、65歳以上の労働者の力が必要になってくると思います。喫煙習慣のある労働者の禁煙を支援していくことは、労働者の健康を守ることだけではなく、将来の人材確保にもつながるのではないでしょうか。

ヘルスリテラシーが不十分であった患者への支援

数年前の、ある市民健康講座でのできごとです。市民に向けてCOPDについてお話をさせていただくことがありました。参加者は30名ほどで、高齢の男性が多く参加されていました。そこで、COPDとはどのような病気なのか、またタバコの怖さについてお伝えしました。講師として呼ばれたときには、楽しい話ではないし、話をしてもそんなに興味はわかないだろうなと思っていました。しかし、質疑応答の時間になると「長い間タバコを吸ってきたけど、大丈夫でしょうか」「タバコを止めたいけど、どうすればよいでしょうか。話を聞いて怖くなりました」「自分に思い当たる所があった。病院に行ったほうがいいですよね」といった内容の質問が多数の方からあり、驚いたことを覚えています。この後、参加者のみなさんが実際

に禁煙したり、病院を受診したりしたかは確認できていませんが、参加者の反応を見て、COPDの疾患情報を提供し知ってもらうことの重要性を実感しました。

　続いて、この市民講座が参加者の行動変容にどのように関与できたのかを振り返ってみたいと思います（**表2**）[9]。市民講座に参加された人というのは、おそらく程度の差はあれ、もともと禁煙を考えていたり、病気への不安があったりするなど、行動変容のステージでは「熟考期」や「準備期」にあったことが推察されます。そして、多くの反応から見て、熟考期→準備期、準備期→実行期にモチベーションを高める機会を提供できたのではないかと思います。ただ、課題と感じるのは、市民講座に参加するような関心を持つ人ではなく、関心がない人にどのように情報を提供していくかです。特に、働き盛りの年代は健康な人が多く、関心がない人が多いのではないでしょうか。関心のない層に対して、関心を持ってもらうということは非常に難しいことです。例えば、禁煙を考えていない人に禁煙を勧めても、不快な思いをさせ、その後の関係を悪くすることにもつながりかねません。

　では、どのように関わっていけばよいのか。私は、関心がない人の思いを傾聴し、寄り添い続けることではないかと考えています。健康に関心がないことが悪いことではありませんし、喫煙することが悪いわけではありません。ただ、支援者としてあなたに健康でいてほしい、だから一緒に健

表2 行動変容のステージ

前熟考期	行動変容に関心がなく知識もない状態で、支援者の指示や助言を受け入れられない。問題に対して否定、あるいは問題が存在するという事実に抵抗する状態
熟考期	行動変容に関心があり、変容による恩恵を意識しているが、同時にそれによる負担も感じており、双方のバランスに揺れている状態
準備期	行動変容に関心があり、実行したいと思っている時期。さまざまな行動を起こし始めている状態
実行期	明確に行動変容が認められるが、今後の持続にまだ自信がない時期
維持期	明確な行動変容が認められ、今後の持続にも自信がある時期。再発防止に努める時期だが、一般的には誘惑が少なく自己効力感も高い状態

（文献9より引用）

康について考えていきましょう、という姿勢で関わることが必要だと思っています。思いを表出してもらう中で、健康に対して人それぞれの考えがあります。その考えを尊重しながら、個別性に合わせた行動変容ができるように支援していくことが重要ではないでしょうか。

産業看護職の保健指導に期待されるアプローチ

人によって違いはありますが、COPD は増悪を繰り返す特徴があります。そのため、増悪を繰り返さないように安定期を意識した3つのアプローチが重要になります。

1) 発症予防

前述したように COPD の原因は喫煙です。喫煙をしなければ、ほとんどの COPD は予防することが可能になります。予防および早期発見・介入の観点から、保健指導の機会に喫煙状況を尋ね、喫煙者に禁煙指導を行います。医師が短い禁煙アドバイスをするだけでも、禁煙成功率が上昇すると言われています。専門的な立場からのアドバイスに効果があると考えると、産業看護職からの禁煙アドバイスも効果的であると考えます。

また、すでに取り組んでいる会社もあると思いますが、社内での喫煙を禁止することも重要ではないでしょうか。私はこれまで長い間病院で勤務をしてきました。昔は病院内にも喫煙スペースがあり、職員が休憩時間に喫煙をしていました。しかし、現在多くの病院では喫煙することができなくなりました。はじめは喫煙できないことに不満を呈する人もいましたが、現在では喫煙できないことが当たり前になりました。結果、喫煙者が顕著に減少したことを実感しています。個人に働きかけて意識を変えていくことも重要ですが、労働者の健康を守るためにも、環境を変え意識・行動が自然に変わるように産業看護職の立場から会社に働きかけていくことも重要ではないかと思います。

2）重症化予防

　COPD の増悪は患者に大きな負担となり、治療の遅れは重症化につながるため、できるだけ早期に自身で増悪に気づき、対処することが必要です。増悪に気づくためにも、安定期から日誌などを用いて自身の体調をセルフモニタリングしておくと、病状の変化に気づきやすくなります。発熱、呼吸困難の増強、咳嗽・喀痰の増加、痰の色の変化などの注意すべき症状を伝えておきます。増悪症状があった場合には、患者自身でアクションプランを実施できるようにします。自身で対応できない状態となれば、病院を

私の情報収集術 ⓘ

　医療は日進月歩。昔の常識が今の非常識になっていることは少なくありません。日々勉強”(-“”-)”ですね。そのため、新しい情報を入手しようと本を買ったり、ネットで調べたりして学習している方も多いのではないかと思います。それは日々の学習習慣として、とても意義のある学び方だと思います。ただ、限りある時間の中でさらに多くのことを学ぼうとしたときには限界を感じるのではないでしょうか。

　では、どうすればよいのか。これが正しい方法というわけではありませんが、私は「越境」を意識しています。越境？　それはどういうことかと言うと、普段自分がいる場所とは違う所に学びを求めていくということです。

　私は「人生（特にキャリアアップ）はロールプレイングゲームに似ている」と思っています。同じステージでゲームをしていても、なかなかレベルは上がりません。知らないステージに行ったほうがレベルは上がり、ゲームがうまくなります。それと同じように、違う場所に学びを求めることがとても効果的だと思います（極端な話ですが、私は経営者の視点を学びたいと、美容師の経営者セミナーに参加したこともあります）。医療従事者であれば、現場を離れて学びたい領域の学術集会に定期的に参加することが効果的だと思います。そこには、最新の情報が集まっており、頭の中の容量を大きくしてくれます。ぜひ、今年度は越境を意識して、学術集会などに参加してみてください!!

PART 3 ─ 認定看護師・療養指導士に教わる 疾患別支援のポイント

受診します。状態によっては、低酸素血症や高二酸化炭素血症になり、意識障害を認め救急要請を必要とすることもあるため、家族にも患者の症状の観察や対処方法を指導します。また、病院やかかりつけ医を家族間で共有しておくことも重要です。

3) 再増悪予防

労働者で COPD に罹患している場合は、増悪を繰り返し、生命の危機に瀕する可能性があります。特に気をつけなければならないのが感染症です。新型コロナウイルス感染症の重症化のリスク因子には喫煙と COPD が入っており（**表3**）[10]、感染症を契機に増悪し、生命の危機に瀕する可能性があります。これは新型コロナウイルスに限らず、インフルエンザウイルスなどの感染症でも同様のことが言えます。そのため、増悪しないように手洗いやマスク、ワクチン接種など、感染予防に関する保健指導が重要となります。

感染症は個人の注意だけで回避できるものではないため、会社の協力が必須です。職場環境がいわゆる三密（密閉・密集・密接）の状態にある場合には、三密を回避する環境作りが重要です。これは、COPD を患っている労働者の健康を守るということだけではなく、その他の労働者を感染症から守ることにもつながります。組織は人からなる集合体です。人が感染し働けなくなるということは、組織を運営できないことにつながります。会社を巻き込んで、感染症に強い組織作りをしていきましょう。

表3 新型コロナウイルス　重症化のリスク因子

・65 歳以上の高齢者	・高血圧	・固形臓器移植後の免疫不全
・悪性腫瘍	・脂質異常症	・妊娠後半期
・慢性呼吸器疾患（COPD など）	・心血管疾患	・免疫抑制・調節薬の使用
・脳血管疾患	・HIV 感染症（特に CD4 < 200/μL）	・慢性腎臓病
・肥満（BMI 30 以上）	・糖尿病	・喫煙

（文献 10 より引用）

【引用・参考文献】
1) 一般社団法人 GOLD 日本委員会. COPD 情報サイト.
http://www.gold-jac.jp/copd_facts_in_japan/copd_degree_of_recognition.html（2023/2/12 アクセス）
2) 日本呼吸器学会 COPD ガイドライン第 6 版作成委員会. "第 I 章 疾患概念と基礎知識 A. 疾患概念".
COPD（慢性閉塞性肺疾患）診断と治療のためのガイドライン 第 6 版 2022. 東京, 一般社団法人日本呼吸器学会, 2022, 8-12.
3) "第Ⅲ章 治療と管理 A. 管理目標". 前掲書 2. 92.
4) "巻頭 ガイドラインサマリー". 前掲書 2. 4.
5) "第 I 章 疾患概念と基礎知識 B. 疫学と経済的・社会的負荷". 前掲書 2. 13-8.
6) 厚生労働省. 平成 29 年（2017 年）患者調査の概況.
https://www.mhlw.go.jp/toukei/saikin/hw/kanja/17/dl/01.pdf（2023/2/12 アクセス）
7) 厚生科学審議会地域保健健康増進栄養部会 次期国民健康づくり運動プラン策定専門委員会. 健康日本 21（第 2 次）の推進に関する参考資料. 平成 24 年 7 月.
https://www.mhlw.go.jp/bunya/kenkou/dl/kenkounippon21_02.pdf（2023/2/12 アクセス）
8) 厚生労働省. 令和 3 年（2021）人口動態統計（確定数）の概況. 性別にみた死因順位（第 10 位まで）別死亡数・死亡率（人口 10 万対）構成割合.
https://www.mhlw.go.jp/toukei/saikin/hw/jinkou/kakutei21/dl/10_h6.pdf（2023/2/12 アクセス）
9) 日本呼吸器学会・日本呼吸ケア・リハビリテーション学会・日本呼吸理学療法学会. 呼吸器疾患のセルフマネジメント支援マニュアル. 東京, 一般社団法人日本呼吸器学会. 2022, 13-23.
10) 厚生労働省. 新型コロナウイルス感染症（covid-19）診療の手引き. 第 8.1 版.
https://www.mhlw.go.jp/content/000936655.pdf（2023/2/12 アクセス）

（岩村俊彦）

PART 3 — 認定看護師・療養指導士に教わる 疾患別支援のポイント

4 糖尿病

はじめに

　みなさまに広く知られている糖尿病ですが、疾患名が変更になる可能性があることはご存知でしょうか。2022 年 11 月、日本糖尿病協会は糖尿病という名称の変更を検討する方針を明らかにしました。糖尿病を持つ患者さんの大半が疾患名に不快感を抱いていることなどを踏まえ、今後 1〜2 年のうちに新たな病名になる可能性があるようです。「尿」という言葉にマイナスのイメージを持つ患者さんが多く、変更を希望する人が 8 割に上ったとのことです。みなさまならどのような病名がよいと考えられるでしょうか。

疾患と治療

1）疾患の概説

　糖尿病は「インスリン作用不足による慢性の高血糖状態を主徴とする代謝疾患群」と定義されています。インスリンは膵臓の β 細胞から分泌され、糖の代謝を調節して血糖値を一定に保つようコントロールする働きがあります。このインスリンの分泌が低下したり、分泌はあっても効きが悪くなったりすることにより、インスリンが十分に作用しなくなると血糖値が上昇し、慢性的に血糖値が高い状態が続くと糖尿病となります。

　糖尿病という病名のため、尿から糖が出る病気であると考えられがちですが、これは正しいとは言えません。糖尿病であっても常に尿糖が陽性であるとは限らず、また尿糖が陽性であっても糖尿病でないこともあります。

糖尿病の診断に用いる基準にも尿糖陽性は含まれておらず、診断には高血糖が慢性的に続いていることを証明する必要があります。

2）分類

　糖尿病と糖代謝の成因分類ですが、「1型糖尿病」「2型糖尿病」「その他特定の機序・疾患によるもの」「妊娠糖尿病」があります。この中でもよく知られている、1型糖尿病と2型糖尿病について簡単に説明します。

　1型糖尿病は、インスリンを合成・分泌する膵臓β細胞の破壊や消失がインスリン作用不足の主な原因となって発症します。インスリン分泌が欠乏し、インスリン依存状態になることがほとんどです。

　2型糖尿病は、インスリン分泌の低下を主体とするものと、インスリンの効きが悪くなり、それによりインスリンが相対的に不足するものとがあります。遺伝因子に加え、過食、運動不足、肥満、ストレスなどの環境因子、さらに加齢が加わって発症します。一般的に知られているのがこの2型糖尿病で、糖尿病全体の90%以上を占めています。

3）症状

　糖尿病の症状として、口渇、多飲、多尿、体重減少、疲労感などが挙げられます。しかし、これらの症状は慢性的に高血糖が持続する場合でなければ出現しないことが多く、病気に気づかない人がほとんどです。糖尿病の怖いところは、自覚症状が出現せず、その間にも合併症が発症し、進展してしまうところです。自覚症状がないことから、健康診断などで高血糖を指摘され、受診を勧められても、受診をしない人が多くいるのが現状です。また、一度受診をしても、仕事などが忙しいなどの理由で治療を中断する人が多いのも現状です。特に、就労年齢にある患者さん、働き盛りの患者さんは、治療よりも仕事を優先してしまい、のちに後悔することになるというケースもしばしば見られます。糖尿病と診断されたら、できるだけ早い段階から適切な治療を開始すること、また、治療を中断しないように介入することが重要です。

4）治療

　糖尿病治療の目標は、血糖、血圧、脂質代謝の良好なコントロール状態と適正体重の維持、および禁煙の遵守により、糖尿病の合併症（細小血管合併症および動脈硬化性疾患）の発症、進展を阻止し、糖尿病のない人と変わらない寿命とQOLの実現を目指すこととされています。さらに、高齢化などにより増加するサルコペニアやフレイル、認知症、悪性腫瘍などの併存症を予防・管理すること、糖尿病が原因となって生じているスティグマや社会的不利、差別を取り除くことが重要であると考えられています（ 図1 ）[1]。

　糖尿病治療の基本は、食事療法・運動療法・薬物療法の3本柱です。食事療法では、適正なエネルギー摂取量と、規則正しくバランスの良い食事を目指し、患者さんが実践可能な方法を一緒に考えていきます。食事療法への支援においては、管理栄養士との協働が重要です。運動療法では、運動による効果や血糖値に与える影響を丁寧に説明し、運動を継続できるように患者さんと一緒に計画を立てます。運動療法への支援においては、理

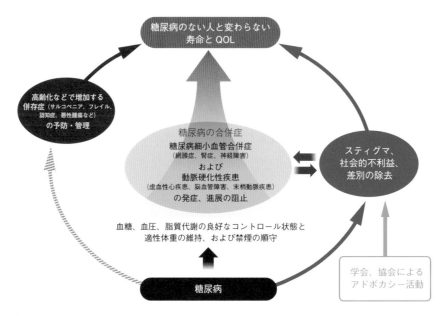

図1 糖尿病治療の目標（文献1より転載）

学療法士との協働が重要です。薬物療法では、医師が指示した薬剤を患者さんが正しく内服・注射できるように支援が必要です。薬物療法においては、薬剤師との協働が重要となります。

　2型糖尿病などで、インスリン分泌が保たれている場合は、食事療法・運動療法を基本とします。食事療法・運動療法に取り組んでも目標の血糖値を達成できない場合には薬物療法が開始となり、経口血糖降下薬やインスリン製剤、GLP-1受容体作動薬などの注射薬を用います。1型糖尿病などで、インスリン依存状態である場合は、ただちにインスリン治療を開始します。糖尿病の病型、年齢や罹病期間、低血糖の危険性、サポート体制など、患者さん個々の状況から、治療内容や目標を個別に設定します。その際には、患者さんと対話し、患者さんの生活状況、疾患や治療に対する思い、大切にしていることや希望などを丁寧に確認することが重要だと考えています。

最近の患者の傾向

　令和元年の国民健康・栄養調査[3]では、糖尿病が強く疑われる者（HbA1c6.5％以上または糖尿病治療有）の割合は、男性19.7％、女性10.8％でした。女性に比べ、男性が多い傾向に変化はなく、またこの10年間では、男女ともに大きな増減は見られていません（図2）[3]。

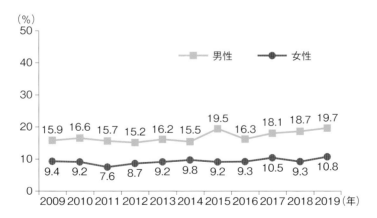

図2 「糖尿病が強く疑われる者」の割合の年次推移（20歳以上）（2009～2019年）
（文献2より転載）

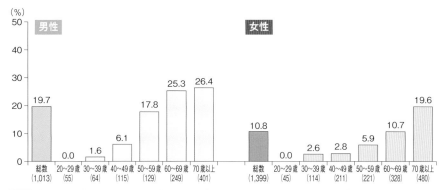

図3 「糖尿病が強く疑われる者」の割合（20歳以上、性・年齢階級別）（文献2より転載）

　糖尿病が強く疑われる者の割合は、高齢になるほど増加する傾向にあり、男性では60歳代で25.3%、70歳で26.4%、女性では60歳代で10.7%、70歳で19.6%となっています。しかし、30歳代から50歳代の割合も決して低いとは言えず、中でも50歳代の男性では17.8%となっており、40歳代の6.1%から急激に増えていることがわかります（**図3**）[3]。

ヘルスリテラシーが不十分であった患者への支援

Case

Aさん、男性、40代

既往歴　なし

家族構成　妻・長男と3人暮らし

職業　飲食店経営

現病歴　30歳代のときに近医で2型糖尿病と診断された。食事療法・運動療法に取り組み、当初100kg（身長175cm、BMI 32.6kg/m²）を超えていた体重は80kgを切るまで減量した。その後血糖値は改善し自覚症状もなく経過したため通院を中断。2年ほど経過した頃に口渇、多尿、全身倦怠感を覚え再度近医を受診したところ、HbA1cが12%を超えるまでの上昇を認め、当院へ紹介された。

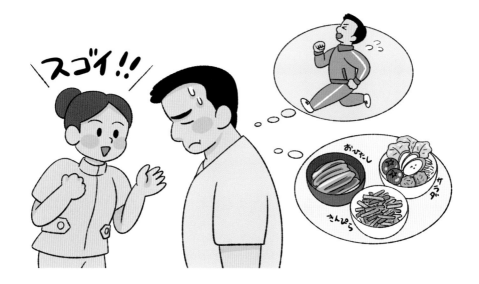

　当院で種々の検査を実施し、緩徐進行1型糖尿病であることがわかりました。1型糖尿病の診断を受けた際のAさんは、「最初から1型糖尿病だったのではないですか。インスリンを打ちたくないと思って頑張ってきたのに、こんなことになるなんてひどすぎます。誰も信用できません」と話し、医療者に対して大声で怒鳴る場面もありました。1型糖尿病の診断に対して、否定したい気持ちや怒り、落胆が強かったのだと思います。

　私はAさんの訴えを受け止め、話をじっくり聞かせてほしいと伝えました。するとAさんは、最初に2型糖尿病と診断を受けてから今日に至るまでの経過や、その思いを話してくれました。母親が糖尿病でインスリン注射を行っていたことから、糖尿病に対してマイナスのイメージがあり、インスリン注射は絶対にしたくないと強く思っていたとのことでした。そのため、診断を受けてからすぐに食事療法・運動療法に取り組み、血糖値は改善しました。以前は何も我慢せず好きなだけ食べていた食事を腹八分に制限していること、苦手だった野菜を取り入れてバランスの良い食事を心がけていることや、ジョギングや筋トレなどの運動を継続してきたこと、体重を減量してその後も維持していることなどを話してくれました。

　Aさんの頑張りを聞き、心からすごいなと思い、ねぎらいの言葉を伝えました。食事療法・運動療法に取り組み、それを継続できたことはAさん

の強みであり、それを活かしていきたいと考えました。通院を中断したことについては、血糖値が改善し体重を維持できていたため、悪化することなく自分でコントロールできると考えたこと、自営業を開始するタイミングで多忙な日が続き、もう大丈夫だろうと考え通院しなかったことを話してくれました。「1型糖尿病だからどうしようもないけど、きちんと通院していたら、こんなにひどくなる前に気づけたのかもしれませんね」と、後悔の思いも話してくれました。私はAさんの発言にうなずくことしかできませんでしたが、これからは私も一緒に頑張っていきたいという思いを伝えました。

　それから5年ほど経過しましたが、現在もAさんと糖尿病療養支援外来で関わっています。最近では、仕事中に飲食をする際にインスリンを打てず、HbA1cが10%を超えるまで上昇してしまいました。Aさんは、仕事中

私の情報収集術 ①

　糖尿病看護に関連した書籍や『糖尿病ケア＋（プラス）』などの雑誌を読み、常に最新の知識を得るよう努めています。また、日本糖尿病学会、日本糖尿病協会や日本糖尿病教育・看護学会のホームページ、糖尿病ネットワークなどの記事を定期的にチェックすること、学会や研修、研究会や講演会などに積極的に参加し、新しい情報を入手するよう努めています。

　そして何より、患者さんやそのご家族など、患者さんを取り巻く人々との対話を通じて情報を得ることが多く、学びのきっかけになっています。やはり患者さんの話を丁寧に聞くことが大切だと考えています。さらに、施設内の多職種チームスタッフとのカンファレンスやミーティングの場での情報共有も大切にしています。各職種のスタッフが集結し、専門性を活かした情報交換や症例検討などを行っています。また、学会や研修、研究会や講演会では、他施設のスタッフとの交流も貴重な学びの場となっています。

　最新の知見をもとに、根拠に基づいた看護を提供できるよう、常に自ら学ぶ姿勢で糖尿病看護を磨いていきたいと考えています。

はインスリンを打ちづらいと話し、「心の底では、今でも自分の体からインスリンが出ていると信じたいです。インスリンを打たなくてもいい体になりたいです。糖尿病って治らないのでしょうか」と続けました。1型糖尿病で生涯インスリン治療が必要であることは理解していますが、治療を続ける苦悩や病気を認めたくない気持ちもあり、日々葛藤している状況であることがうかがえました。私はその思いを聞き、あらためて、糖尿病と向き合い毎日治療に取り組んでいることに対し尊敬の念を抱きました。Aさんにはいつも、「毎日何回も血糖値を測って、インスリンを打って、本当にすごいと思います。毎回来てくれるだけでうれしいです。ずっとサポートしていきたいと思っています」と伝えています。Aさんが今後絶対に治療を中断することがないよう、心から応援しているという気持ち、一緒に頑張りたい気持ちを伝え続けていきたいと思っています。

産業看護職の保健指導に期待されるアプローチ

　糖尿病の発症には、過食や運動不足、肥満、ストレスなどの環境因子が大きく関与しています。また、先述の通り、糖尿病は自覚症状がないことが多く、勧められても受診しない人が多くいるのが現状です。特に30歳代から50歳代などの働く世代においては、仕事や生活が忙しいなどの理由から、通院や治療を中断してしまうケースがしばしばあります。Aさんもその一人でした。では、糖尿病の発症を予防するため、また受診が必要な方、通院や治療が必要な方にどのように介入していけばよいのでしょうか。

　そのためには、糖尿病の一次予防・二次予防・三次予防が重要となります。健康日本21では、一次予防として、糖尿病を来すような生活習慣（過剰なエネルギー摂取や飲酒、運動不足）や肥満を改善すること、二次予防としては健康診断などで糖尿病を早期に発見すること、三次予防には継続的な治療を受けて細小血管合併症や大血管症の初発予防を行うことと、再発や進展を阻止することの2つの段階が含まれています。

　病院など医療機関で働く看護職は、三次予防への取り組みに関わること

はできますが、なかなか一次予防、二次予防に関わることができない現状があります。産業看護職のみなさまは、一次予防・二次予防・三次予防のすべてに関わることができる、重要な役割を持っていると思います。保健指導において、対象者の生活の聞き取りを丁寧に行い、その人の強みを活かした支援を行っていただくことを願っています。また、治療中断など、ヘルスリテラシーが不十分であると考えられる対象者に対しても、決して諦めることなく応援する気持ちを伝え、継続して支援していくことが重要であると考えています。

【引用・参考文献】
1) 日本糖尿病学会. 糖尿病治療ガイド 2022-2023. 東京, 文光堂, 2022, 31.
2) 日本糖尿病療養指導士認定機構. "糖尿病療養指導士の学習目標と課題". 糖尿病療養指導ガイドブック 2022. 東京, メディカルレビュー, 2022.
3) 厚生労働省. 令和元年国民健康・栄養調査結果の概要.
   https://www.mhlw.go.jp/content/10900000/000687163.pdf
4) 厚生労働省. 健康日本 21（糖尿病）.
   https://www.mhlw.go.jp/www1/topics/kenko21_11/b7.html#A71.

（竹内麻衣）

Memo

5 腎不全・慢性腎臓病

はじめに

　生活習慣病の予防対策には、「生活習慣の改善や予防接種などにより健康の増進を図って発病を予防する一次予防と、健診などで疾病を早期発見したり、治療により疾患の重症化を予防する二次予防、リハビリテーションなど疾病が進行した後の社会復帰などを図る三次予防がある」[1]とされ、主に悪性新生物、糖尿病、心疾患、脳血管疾患が挙げられています。近年、慢性腎臓病（以下CKD）も生活習慣病の一つといわれ、メディアでも取り上げられることが増えましたが、認知度はまだ十分ではありません。

疾患と治療

　CKDは健康診断で発見されることが多いため、発見されてから受診行動がとれていれば専門医にも適切な時期に受診することができ、腎機能の回復や維持、また回復が難しい時期であっても緩やかな経過をたどらせることで、今後の過ごし方を考えた治療選択につなげることができます。しかし、健康診断を受けていない人や、健康診断で要精査となっていても受診行動につながらなかった人は、病期が進行し出現した自覚症状に対して「疲れだろう」「そのうち治まる」と自己流の対処で過ごしてしまい、手に負えなくなってから病院へ駆け込む人も少なくありません。CKDは病期が進行すると回復が難しく、腎代替療法を受けなければならなくなるため、早期発見と対処が重要な疾患です。

1) 定義

　CKD の定義は、①尿異常、画像診断、血液、病理で腎障害の存在が明らか、特に 0.15g/gCr 以上の尿蛋白（30mg/gCr 以上のアルブミン尿）の存在が重要、②GFR（糸球体濾過量）$< 60mL/$分$/1.73m^2$ のいずれか、または両方が 3 ヵ月以上持続するとされます[2]。CKD 重症度分類表（ 表1 ）[2] に病期がまとめられています。

　成人に多い腎疾患を 表2 [3] に示します。成人の CKD で注意すべき点として、「成人で発症する慢性糸球体腎炎も多く、検尿異常 を見逃さないようにすること、さらに健診などでの検尿異常の既往を聴取することが大切である。生活習慣病に関連した CKD が多くみられるので、高血圧・糖尿病・脂質異常症の既往と治療歴を聴取する」[3] とあり、これまでの病歴や既往歴に関する情報収集が早期発見と対処につながると考えます。

表1 **CKD の重症度分類**

原疾患	蛋白尿区分		A1	A2	A3
糖尿病	尿アルブミン定量 （mg/ 日）		正常	微量アルブミン尿	顕性アルブミン尿
	尿アルブミン /Cr 比 （g/gCr）		30 未満	30〜299	300 以上
高血圧 腎炎 多発性嚢胞腎 移植腎 不明 その他	尿蛋白定量 （g/ 日）		正常	軽度蛋白尿	高度蛋白尿
	尿蛋白 /Cr 比 （g/gCr）		0.15 未満	0.15〜0.49	0.50 以上
GFR 区分 （mL/ 分 /1.73m²）	G1	正常または高値	≧ 90		
	G2	正常または軽度低下	60〜89		
	G3a	軽度〜中程度低下	45〜59		
	G3b	中程度〜高度低下	30〜44		
	G4	高度低下	15〜29		
	G5	末期腎不全	< 15		

重症度は原疾患・GFR 区分・蛋白尿区分を合わせたステージにより評価する。CKD の重症度は脂肪、末期腎不全、心血管死発症のリスクを緑■のステージを基準に、黄■、オレンジ■、赤■の順にステージが上昇するほどリスクは上昇する。（KDIGO CKD guideline 2012 を日本人用に改変）

（文献 2 より転載）

表2 成人に多い腎疾患

	一次性	二次性	遺伝性・先天性
糸球体疾患	IgA 腎症 膜性腎症 微小変化型ネフローゼ症候群 巣状分節性糸球体硬化症 半月体形成性腎炎 膜性増殖性糸球体腎炎	糖尿病性腎症 ループス腎炎 顕微鏡的多発血管炎 （ANCA 関連血管炎） 肝炎ウイルス関連腎症	良性家族性血尿 Alport 症候群 Fabry 病
血管性疾患		高血圧性腎症（腎硬化症） 腎動脈狭窄症（繊維筋性 形成異常、大動脈炎症候 群、動脈硬化症） コレステロール塞栓症 腎動脈血栓症 虚血性腎症	
尿細管間質疾患	慢性間質性腎炎	痛風腎 薬剤性腎障害	多発性嚢胞腎 ネフロン癆

（文献 3 より転載）

2）原因疾患

　透析療法導入患者の原疾患で最も多いのは糖尿病性腎症で（40.2％）、次いで腎硬化症（18.2％）、慢性糸球体腎炎（14.2％）となっています[4]。これらの原因疾患は健康診断をきっかけに発見されることも多く、検査結果とともに喫煙や常用している薬物、食事の志向など生活習慣の聴取、遺伝性の疾患の早期発見として家族の病歴を聴取することも、早期発見と対処に大きく影響します。

3）治療

　まずは CKD の原因となっている疾患の治療を行うことです。その治療の中で行われる食事療法と薬物療法への取り組みと生活習慣の見直しが、腎機能の回復、もしくは回復できなくとも進行を緩やかにすることにつながります。しかし、治療を受けていても GFR 区分（**表1**）が G5（ステージ5）まで進行することもあります。その時は腎代替療法が必要となります。

食事療法

　食生活の乱れや加齢に伴う代謝の低下により、年々体重が増加する人も

多くなります。まずは食生活を見直し、偏った食事、暴飲暴食を控え、標準体重でコントロールできるように指導します。CKD の食事療法は GFR 区分ごとに示されているので（ 表3 ）[5] 参考にします。対象が CKD のどの段階であるかを把握し、病期ににあった高カロリー低蛋白食、塩分制限、カリウム制限の指導を行います。

薬物療法

CKD の原因疾患への治療で使用される薬剤を正しく自己管理することが重要となります。腎機能が低下してきた場合、体内に貯留する毒素やカリ

表3 CKD ステージによる食事療法基準

ステージ （GFR）	エネルギー （kcal/kgBW/ 日）	蛋白質 （g/kgBW/ 日）	食塩 （g/ 日）	カリウム （mg/ 日）
ステージ 1 （GFR ≧ 90）	25〜35	過剰な摂取をしない	3≦ ＜6	制限なし
ステージ 2 （GFR 60〜89）		過剰な摂取をしない		制限なし
ステージ 3a （GFR 45〜59）		0.8〜1.0		制限なし
ステージ 3b （GFR 30〜44）		0.6〜0.8		≦ 2,000
ステージ 4 （GFR 15〜29）		0.6〜0.8		≦ 1,500
ステージ 5 （GFR ＜ 15）		0.6〜0.8		≦ 1,500
5D （透析療法中）	別表			

注）エネルギーや栄養素は、適正な量を設定するために、合併する疾患（糖尿病、肥満など）のガイドラインなどを参照して病態に応じて調整する。性別、年齢、身体活動度などにより異なる。
注）体重は基本的に標準体重（BMI = 22）を用いる。

ステージ 5D	エネルギー （kcal/kgBW/ 日）	蛋白質 （g/kgBW/ 日）	食塩 （g/ 日）	水分	カリウム （mg/ 日）	リン （mg/ 日）
血液透析 （週 3 回）	30〜35[注1,2]	0.9〜1.2[注1]	＜6[注3]	できるだけ 少なく	≦ 2,000	≦蛋白質(g) ×15
腹膜透析	30〜35[注1,2,4]	0.9〜1.2[注1]	PD 除水量(L)×7.5 ＋尿量(L)×5	PD 除水量 ＋尿量	制限なし[注5]	≦蛋白質(g) ×15

注 1）体重は基本的に標準体重（BMI = 22）を用いる。
注 2）性別、年齢、合併症、身体活動度により異なる。
注 3）尿量、身体活動度、体格、栄養状態、透析間体重増加を考慮して適宜調整する。
注 4）腹膜吸収ブドウ糖からのエネルギー分を差し引く。
注 5）高カリウム血症を認める場合には血液透析同様に制限する。

（文献 5 より転載）

ウムの排泄を促す薬剤も処方されるため、正しい服用とともに食事療法への取り組みと合わせて行うことが大切です。腎機能が低下すると使用できない薬剤もあります。頭痛薬や風邪薬などの市販薬や、サプリメントも安易に使用しないように説明します。

腎代替療法

腎代替療法には、腎移植・透析療法の血液透析・腹膜透析の3つがあります。これらの治療法の医療費は高額ですが、医療費助成制度の利用により、治療費の負担がかなり軽減されます。

腎移植

腎移植とは、家族や配偶者らの身内から2つの腎臓のうち1つの提供を受ける「生体腎移植」と、脳死や心臓死した人から腎臓の提供を受ける「献腎移植」の2種類があります[5]。腎代替療法の3つの中では、最終的なQOLを改善させる治療法に位置しています[6]。2020年の腎移植件数は、献腎移植が141件[7]、生体腎移植が1,570件[8]となっており、献腎移植数の割合は少ないのが現状です。

生体腎移植では対象の家族（6親等以内の血族か3親等以内の姻族）から腎臓提供の話が出ることもあります。その場合は腎移植のための診察と検査のために、平日に通院することになります。移植が決まった場合は入院が必要となります。入院期間は短くはなりましたが、1カ月ほどは入院するため、働いている人は配置部署の協力が必要となります。

献腎移植を希望して日本臓器移植ネットワークに登録してから平均して約15年の待機期間の後にようやく腎移植が施行されるというのが現状です[9]。毎年登録を続けた献腎移植のチャンスは、突然患者の元に電話連絡が入るという形で訪れます。このとき返事もすぐにしなければなりません。しかし、長年待ったこの機会も、仕事の都合や自分の気持ちが整わないことを理由に断る人もいます。待ち望んだ機会を受け取れるように、職場のサポートが必要です。

透析療法

透析療法には、血液透析と腹膜透析があります。2021年現在、慢性透析

患者数は 349,700 人、そのうち血液透析患者は 339,199 人、腹膜透析患者数は 10,501 人と報告されています[10]。新規で透析療法を開始する人は高齢者が多いですが、毎年 4 万人程度います。

　血液透析には、施設透析と在宅透析があります。施設透析は週 3 回（月水金または火木土）施設に通院し治療を受けます。治療の時間帯は施設によりますが、就労者の場合、夕方から治療を行うシフトがある施設やオーバーナイト透析という夜通しの血液透析など、勤務時間への影響をなるべく少なくしたいという患者の要望に応えられる施設もあります（治療の時間帯を日替わりで変えることは難しいです）。在宅透析は十分な教育を受けて患者自身が自宅で行う血液透析です。職場周辺や対象が住む地域の透析施設がどのような形態の治療を展開しているかを知っておくことは、対象の就労を支えることにつながります。

　腹膜透析は、毎日自宅で行う治療です。ブドウ糖液を腹腔内に 4～6 時間貯留させ、1 日 4 回（起床時・昼食頃・夕食頃・寝る前）液交換を行います。この場合は、会社で液交換が行える場所として、医務室や更衣室、事務所の一部分などを提供いただければと思います。所要時間はだいたい 40 分程度です。ほかに就寝時間前から起床時間にかけて自動で液交換を複数回行う方法もあります。腹膜透析は勤務体制に合わせた治療時間のスケジュールを組み替えながら考えることも可能です。

最近の患者の傾向

　成人の 8 人に 1 人が CKD といわれ、全国に 1,330 万人いるとされています。日本透析医学会の統計調査では、新規透析導入患者数は 40,511 人[10]、透析療法導入患者の平均年齢は全体が 71.09 歳[11]と高齢化が進んでいますが、45 歳以降、64 歳までの人では透析療法を開始した割合が年齢を追うごとに高くなっています。

　透析療法導入患者の原疾患で最も多いのは糖尿病性腎症（40.2%）、次いで腎硬化症（18.2%）、慢性糸球体腎炎（14.2%）となっています[11]。糖尿

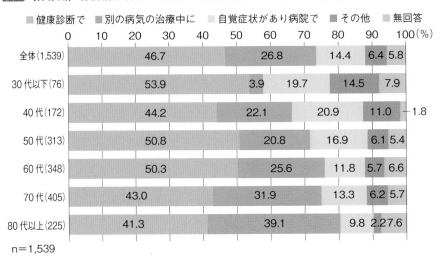

表4 （保存期）腎臓病患者さんの実態：腎臓病発見のきっかけ（年齢別）

■ 健康診断で　■ 別の病気の治療中に　□ 自覚症状があり病院で　■ その他　■ 無回答

	健康診断で	別の病気の治療中に	自覚症状があり病院で	その他	無回答
全体(1,539)	46.7	26.8	14.4	6.4	5.8
30代以下(76)	53.9	3.9	19.7	14.5	7.9
40代(172)	44.2	22.1	20.9	11.0	1.8
50代(313)	50.8	20.8	16.9	6.1	5.4
60代(348)	50.3	25.6	11.8	5.7	6.6
70代(405)	43.0	31.9	13.3	6.2	5.7
80代以上(225)	41.3	39.1	9.8	2.2	7.6

n＝1,539

（文献12より転載）

病は健康診断で発見できるため、定期的に健康診断を受けることが必要だと考えます。日本透析医学会のアンケート調査（ **表4** ）[12] によると、CKDで腎代替療法を受ける前の段階である「保存期」にある人の腎臓病発見のきっかけとして、全体の約47％が「健康診断」で発見されていること、年齢が上がるにつれて「別の病気の治療中」に発見される割合が多くなる傾向があります。健康診断で発見された後、きちんと医師の診察を受け、継続的に受診を続けていることが大切だと言えます。

　2016年度の血液透析患者実態調査報告書[13] では、透析の原因疾患に対しての治療について、原因疾患の治療を「続けていた」76.3％、「治療するように言われたが、放置していた」5.5％、「治療はしたが、良くなったと言われる前にやめた」3.4％というように、必要と思われるにも関わらず十分な治療を行わなかった人の割合は8.9％であったとされ、健康診断などにより原因疾患を発見し治療するきっかけがあっても、治療を中断する人が少なからずいるということがわかります。慢性疾患に対し、長期間にわたり受診し自己管理していくことは、将来の自分の身体と生活を守るために重要であることを理解してもらい、実行できるように関わることが重要となり

ます。同報告では、「原疾患が発見されてから1年を経過しないうちに透析治療を導入された患者の割合は23.2%」「検尿による腎疾患の早期発見が進められている反面、未だに相当進行した段階で腎疾患が発見される例も少なくないことが示唆されている」とあり、ここからわかることは、CKDとは長期にわたる経過の疾患であるはずが、発見が遅れ、適正な生活調整および治療が受けられないことにより、短期間のうちにCKD重症度分類G4〜5に至ってしまい、腎代替療法が必要と診断を受けるケースがあるということです。

ヘルスリテラシーが不十分であった患者への支援

Case

Aさん、壮年期

既往歴 慢性腎臓病の原因疾患不明

現病歴 就労先を転々としていて、その時々の職場で健康診断は受けていたが、異常があったとは受け止めていなかった。あるとき倦怠感が強くなり、仕事を休み始めたが、体調が改善しないため、職場に迷惑がかかると考え退職した。その後救急搬送され、末期の腎不全と診断され緊急透析となり、そのまま透析生活になった。

健康診断は受けていたようですが、職場を複数回変わっていたこともあって継続した記録がなく、本人も状態把握ができていませんでした。転職を繰り返している人には、以前の健康状態の確認ができるように働きかける必要があると考えます。

検査結果への注意点

HbA1c

糖尿病治療を長期にわたり続けている人のHbA1c値が低下してきた場合、腎機能低下による腎性貧血の影響や、薬剤の代謝機能が低下して体内に薬

効が長く残ってしまうことも考えられます。腎機能の評価と合わせて見ることが大切です。

ヘモグロビン値

急激な貧血は自覚症状が強く表れ、発見しやすいのですが、腎性貧血は徐々に進行するため、貧血の症状を自覚しにくいです。長い立ち仕事が疲れる、集中力に欠ける、ウォーキングの途中で休憩を取るようになったというエピソードが聞かれたときは注意してください。

産業看護職の保健指導に期待されるアプローチ

健康診断で検尿や採血結果から異常があった場合、単発のできごとと考え、受診行動につながらないことがあります。異常をたまたまと捉えず、CKD の原因疾患を早期発見するための大切な機会として、受診し検査を受けられるように支援しましょう。CKD は脳血管障害、心疾患、がんのリスクも高くなります。早期からの取り組みが退職後の健康に大きく影響することを教育することが必要です。

私の情報収集術 ⓘ

情報収集できる場としてよく活用するのは、日本透析医学会の統計調査「わが国の慢性透析療法の現況」です。毎年調査されており、透析患者数や導入患者数、導入原因疾患の推移、死亡原因疾患の推移などを把握することができ、透析患者がかかえる課題を知る事ができます。治療におけるガイドラインは日本腎臓学会、日本透析医学会のホームページから見ることができます。ほかは認定看護師が主催する日本臨床腎臓病看護研究会での研修や学術集会、日本腎不全看護学会が監修する書籍や研修・学術集会に参加することで最近の注目されていることを把握し学びを深めています。

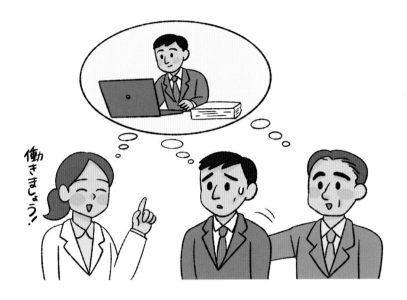

働きましょう!

就労している人への腎代替療法選択の支援

　腎代替療法が必要と診断されると、どの患者もこれから先の生活を悩み、「死んでしまいたい」「透析なんて受けたくない」「仕事を辞めるしかない」と悲観します。私たちはその思いを受け止め、患者の気持ちが落ち着くことを待ちながら、これからの生活について一緒に考えていきます。

　就労している人には必ず、「仕事は辞めてはいけません。迷惑をかけるからと退くことを考えるかもしれませんが、辞めてはいけません」と伝えます。「病気休暇もとれると思います。年次休暇も上手に使って、福利厚生も確認してみましょう」に続く次の段階では、「仕事をしながら透析療法を受けることができます。勤務内容を上司に相談してみましょう」「会社に障がい者枠で働く制度はありませんか」、50歳代後半の人には「定年まで勤め上げましょう」とも伝えます。

　透析療法を受けながら働けることは、早い段階で伝えておかなければ、思い込みで退職してしまう人が出てしまいます。会社で活用できる制度をわかりやすく伝え、継続して働けるように支援をお願いします。筆者の経験では、週3回の血液透析を受けるため、午後は年次休暇を取り、職場近

くの透析施設に行き13時30分から透析を受けている人がいました。夜勤に行くために午前中から血液透析を受け夕方出勤する人もいましたし、腹膜透析を選択した人は、仮眠する日中に自動腹膜透析を行っている人もいました。

　透析療法が始まったら何もできなくなると誤解している人が多くいます。腎代替療法は、これからの人生の醍醐味をまだまだ味わうことができるための治療方法です。

【引用・参考文献】
1）　一般社団法人厚生労働統計協会. 国民衛生の動向 2022/2023. 2022, 82.
2）　社団法人日本腎臓学会. "CKD の定義，診断，重症度分類." CKD 診療ガイド 2012. 東京，東京医学社，2012, 1-4.
3）　"成人・高齢者 CKD へのアプローチ". 前掲書 2. 29-35.
4）　日本透析医学会. わが国の慢性透析療法の現況 (2021 年 12 月 31 日現在). 日本透析医学会雑誌. 55 (12), 2022, 680.
5）　日本腎臓学会. 慢性腎臓病に対する食事療法基準 2014 年版. 日本腎臓学会誌. 56 (5), 2014, 564.
6）　CKD 委員会腎移植ケアガイドワーキンググループ編. 腎移植ケアガイド. 一般社団法人日本腎不全看護学会監修. 東京, 医学書院, 2022, 2-3.
7）　公益社団法人日本臓器移植ネットワーク. 臓器提供数／移植数.
　　https://www.jotnw.or.jp/
8）　日本臨床腎移植学会・日本移植学会. 腎移植臨床登録集計報告 (2021) 2020 年実施症例の集計報告と追跡調査結果. 移植. 56 (3), 195.
　　https://www.jstage.jst.go.jp/article/jst/56/3/56_195/_pdf
9）　"腎移植の基本事項". 前掲書 6. 19.
10）"2021 年慢性透析療法の現状". 前掲書 4. 669.
11）"2021 年透析導入患者の動態". 前掲書 4. 679-80.
12）NPO 法人腎臓サポート協会. 2019 年会員アンケート結果. 6.
　　https://www.kidneydirections.ne.jp/wp-content/themes/kidney-web/pdf/report/report_result_2019.pdf (最終閲覧 2023 年 1 月 1 日)
13）一般社団法人全国腎臓病協議会. 2016 年度血液透析患者実態調査報告書. 2018, 6-7.
　　https://www.zjk.or.jp/material-book/download/06_5aa613509e6f8/upload/20180312-152412-5162.pdf

（薄井 園）

Memo

Memo

Memo

索引

欧文

AUDIT ……………………… 77
CCHL …………………………… 11
CKD ……………………………144
COPD……………………………124
e- ラーニング ……………………… 72
HbA1c ……………………………151
HLS-14 …………………………… 10
Nutbeam ……………… 7, 9, 10
PDCA……………………… 85, 86
SDGs ……………………………… 97
Sørensen ………………………… 8, 9
SPIKES ………………………… 45
THP 指針 ………………………… 31
Web 会議システム ………… 68, 72
Zoom ……………………… 67, 69

あ行

アクティブ・ラーニング ………… 13
アルコール使用障害同定テスト … 77
依存症 …………………………… 92
一過性脳虚血発作 ……………104
飲酒 ……………………………… 76
運動耐容能 ……… 112, 116, 121
オンデマンド配信 ……………… 90
オンライン ………… 66, 88, 90
オンライン保健室 ……………… 74

か行

学習の転移……………………… 25
喫煙 … 86, 107, 115, 119, 125
禁煙 ………86, 107, 118, 125
グループワーク ………………… 72
計画的行動理論 ………………… 21
健康格差 ………………………… 7
健康教育 ……………… 11, 66, 70
健康経営 ………………………… 6
健康経営優良法人認定制度 ……… 6
健康支援 ………………………… 28
健康診断 …31, 34, 50, 59, 144
健康日本 21 …………………… 18
健康無関心層 ………………… 18
減酒支援 ………………………… 77
高血圧 ………………… 104, 119
高次脳機能障害 ………………103
行動変容 ………………………129
コラボヘルス …………………… 76

さ行

産業看護アセスメントツール …… 30
産業保健計画 …………………… 29
三密………………………… 68, 132
自己効力感…………………… 54
集団分析……………………… 32, 34
職場診断モデル………………… 30

腎移植 ……………………………148

新型コロナウイルス（感染症）

　…… 18, 28, 66, 68, 75, 132

腎代替療法 ……………… 147, 152

心不全……………………………112

腎不全……………………………144

ストレスチェック… 29, 30, 32, 33

生活習慣病 …………………… 35

セルフエフィカシー …………… 55

セルフモニタリング …… 116, 118

ソーシャル・キャピタル………… 38

――――― た行 ―――――

動画作成………………………… 74

動機づけ面接法………………… 92

透析療法………………………148

糖尿病 ……104, 106, 112, 113,
　119, 134, 144

動脈硬化 ……………………103

トランスセオリティカル理論……… 22

――――― な行 ―――――

ナッジ ………………18, 22, 24

脳卒中…………… 102, 120, 125

――――― は行 ―――――

ハイリスクアプローチ …………… 31

フィールドワーク ……………… 39

プライバシー …………35, 46, 70

ブリーフインターベンション……… 77

ブレイクアウトルーム …………… 72

プレシード・プロシードモデル…… 24

プレゼンティーズム ………… 20, 23

ヘモグロビン値 ………………… 151

ヘルスプロモーション …… 6, 9, 24

保健医療 2035 提言書 ………… 6

保健指導の型 ………………… 45

ポピュレーションアプローチ

　………………………… 19, 31, 32

――――― ま行 ―――――

慢性呼吸器疾患 ………………124

慢性腎臓病 ……………………144

慢性閉塞性肺疾患 ………………124

メタボリックシンドローム …… 18, 23

メンタルヘルス不調 ……28, 30, 39

勇気づけ保健指導® ………… 54, 58

――――― ら行 ―――――

ライブ配信……………………… 67

リーダーシップ ………………… 38

リハビリテーション

　…………… 102, 103, 107, 144

リフレーミング ………………… 62

リモートワーク … 28, 66, 68, 70

ロールプレイ ………………… 45, 72

●読者のみなさまへ●

このたびは、本増刊をご購読いただき、誠にありがとうございました。産業保健と看護編集室では、今後も
皆さまのお役に立つ増刊の刊行を目指してまいります。つきましては、本書に関するご感想・ご提案などが
ございましたら当編集室（ohn@medica.co.jp）までお寄せくださいますよう、お願い申し上げます。

産業保健と看護　2023年春季増刊(通巻93号)

社員のヘルスリテラシーを高める
産業看護職の支援力アップ術

2023 年 4 月 25 日　発行

定価（本体 3,200 円+税）

ISBN978-4-8404-8114-4
乱丁・落丁がありましたらお取り替えいたします。
無断転載を禁ず。

Printed and bound in Japan

編集　　　　『産業保健と看護』編集室
発行人　　　長谷川 翔
編集担当　　藤井亜実／井奥享子
編集制作　　オフィス・ワニ
本文イラスト　中村恵子
本文 DTP　株式会社明昌堂
表紙・本文デザイン　株式会社創基

発行所　　　株式会社メディカ出版
　　　　　　〒532-8588 大阪市淀川区宮原 3-4-30
　　　　　　ニッセイ新大阪ビル 16F
　　　　　　編集　TEL 03-5777-2288
　　　　　　お客様センター　TEL 0120-276-115
広告窓口／総広告代理店　株式会社メディカ・アド
　　　　　　TEL 03-5776-1853

URL https://www.medica.co.jp/
E-mail ohn@medica.co.jp
印刷製本　株式会社シナノ パブリッシング プレス